歯周治療の疑問に答えます

Q&A47

歯周組織の仕組みと働きから
最新の治療法まで

監修
渋川義宏　永山元彦

Young Practitioners Guide to Periodontology, EBM and Current Topics FAQ47

医歯薬出版株式会社

This book was originally published in Japanese
under the title of :

SISYUTIRYO-NO GIMON-NI KOTAEMASU Q&A 47
SISYUSOSIKI-NO SIKUMI-TO HATARAKI-KARA SAISIN-NO TIRYOHO-MADE
(Young Practitioners Guide to Periodontology, EBM and Current Topics, FAQ 47)

Editors :

SHIBUKAWA, Yoshihiro
 Shibukawa Dental Clinic
NAGAYAMA, Motohiko
 Professor
 Department of Oral Pathology
 Asahi University School of Dentistry

© 2015 1st ed.

ISHIYAKU PUBLISHERS, INC.
 7-10, Honkomagome 1 chome, Bunkyo-ku,
 Tokyo 113-8612, Japan

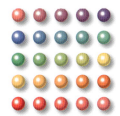

序文

　歯周病は，単に口腔内の疾患にとどまらず，全身疾患と深い関係のあることが明白となりました．それ故，医科と歯科の医療従事者だけではなく，一般国民の強い関心事となり，歯周治療の重要性が広く認識されるようになってきています．

　歯周治療は，適切な検査・診断に基づいて確実な歯周基本治療を行い，その後，歯周外科治療，咬合・審美性の回復，メインテナンスへと進められていきます．その中で，歯周ポケットの減少や動揺度の改善がみられなかったり，進行のコントロールが難しい難治性のケースに遭遇することはめずらしいことではありません．

　本書は，歯科医師の日常診療における疑問や悩みを取り上げ，一読いただければそれらが解決できる内容となっています．特に，歯周病学と口腔病理学という分野の垣根を越えて，エビデンスに基づく病態の把握から治療法までの解説書として，若い世代の歯科医師をはじめ，歯学部の学生諸君にもわかる範囲の内容に留めてみたつもりです．できる限り，臨床の側面からみた歯周病の病態と全身性疾患との関わりに触れ，これらの基礎事項を踏まえた治療法の詳細へと展開しています．各項目はおよそ見開き2頁以内で収まるように工夫し，「こういう時にはどうすればよいのか？」「ポイントとなるのは何か？」という疑問に答えられるようQ&A構成とし，診療の合間にも手にすることができるように配慮しました．

　また本書では，北海道大学歯学部の齋藤　彰先生，齋藤恵美子先生に歯周病の検査・診断・患者教育について，東京歯科大学の伊藤太一先生には，歯周病患者におけるインプラント治療の注意点やポイントについて解説していただきました．ご多忙中にもかかわらずご執筆くださり衷心より感謝申し上げます．

　監修者の二人は，ほぼ同時期，同じ場所に留学の機会を得た同世代です．当時のThomas Jefferson University（現在はThe Children's Hospital of Philadelphiaに研究所を移動）のProf. Maurizio Pacifici, Assoc. Prof Eiki Koyamaの両先生に師事し，分子生物学的手法を用いた研究方法を学んでいた二人は，フィラデルフィア郊外を走る深夜の地下鉄の中で，将来，歯周病と病理をテーマとした書籍を出版できる日を夢見ていました…もう9年前の話です．

　最後に，本書の出版に際し，企画の段階からご理解とご協力を賜りました医歯薬出版株式会社の関係各位，中でも本書発刊の企画と編集に多大なご尽力を頂きました中村　伸氏に心よりの御礼を申し上げます．

2015年8月

渋川 義宏
永山 元彦

監修者・編集者・執筆者一覧

監修・編集者

渋川 義宏(しぶかわ よしひろ)（北海道旭川市 しぶかわ歯科医院 / 東京歯科大学臨床教授）

永山 元彦(ながやま もとひこ)（朝日大学歯学部 口腔病態医療学講座 口腔病理学教授）

執筆者〈50音順〉

伊藤 太一(いとう たいち)（東京歯科大学口腔インプラント学講座）

—— Q 45, Q 46, Q 47

齋藤 彰(さいとう あきら)（北海道大学大学院 歯学研究科 口腔機能学講座）

—— Q 14, Q 16, Q 25, Q 37

齋藤 恵美子(さいとう えみこ)（北海道大学大学院 歯学研究科 口腔健康科学講座）

—— Q 15, Q 23, Q 33

渋川 義宏(しぶかわ よしひろ)（北海道旭川市 しぶかわ歯科医院 / 東京歯科大学臨床教授）

—— Q 7, Q 8, Q 13, Q 17, Q 18, Q 19, Q 21, Q 22, Q 24, Q 26, Q 27, Q 28, Q 29, Q 30, Q 31, Q 32, Q 34, Q 35, Q 36, Q 38, Q 39, Q 40, Q 41

永山 元彦(ながやま もとひこ)（朝日大学歯学部 口腔病態医療学講座 口腔病理学教授）

—— Q 1, Q 2, Q 3, Q 4, Q 5, Q 6, Q 9, Q 10, Q 11, Q 12, Q 20, Q 42, Q 43, Q 44

歯周治療の疑問に答えます
Q&A 47
歯周組織の仕組みと働きから最新の治療法まで

Young Practitioners Guide to Periodontology, EBM and Current Topics, FAQ 47

CONTENTS

序文		3
監修者・編集者・執筆者一覧		5
Q1	歯周病とは？　でもその前に！	8
Q2	炎症とは？　不良肉芽を除去するのはなぜ？	10
Q3	歯周組織の破壊はどのように進行するの？	12
Q4	歯肉炎と歯周炎の違いは？	14
Q5	歯周病原細菌の種類は？	16
Q6	歯周病原細菌の特徴は？	18
Q7	どんな人が歯周病になりやすい？	20
Q8	若い人でも歯周病になるのはなぜ？　その特徴は？	22
Q9	歯周病と動脈硬化のかかわりは？	24
Q10	歯周病と呼吸器疾患のかかわりは？	25
Q11	歯周病と糖尿病のかかわりは？	26
Q12	歯周病と全身疾患のかかわりは？	28
Q13	タバコはなぜ悪いの？	30
Q14	プロービングの意味するものは？	32
Q15	プロービング時の出血（ＢＯＰ）の意味するものは？	36
Q16	エックス線写真から何がわかるのか？	40

Q17	予後の判定基準―どの歯を残し，どの歯を抜歯する？	44
Q18	歯が痛い，歯肉も腫脹，この歯には歯周治療？歯内治療？それとも全身的な病気？	46
Q19	歯周病原細菌検査，歯周病原細菌に対する抗体価検査とは？	50
Q20	その他の検査とは？	52
Q21	治療計画はどのように立案するの？	54
Q22	歯周基本治療の進め方とは？	56
Q23	動機づけとは？患者教育を確立するためにはどうすればよいか？	58
Q24	スケーリング・ルートプレーニングはどのタイミングで行う？	60
Q25	動揺歯に対する対応は？	62
Q26	歯周基本治療で歯周ポケットが改善されないことがあるのはなぜ？	66
Q27	外科的治療と非外科的治療の選択基準は？	68
Q28	歯周外科手術の種類・特徴，症例に応じた手術法の選択基準は？	70
Q29	歯周組織再生療法の適応症は？	74
Q30	GTR法の術式のポイントは？	78
Q31	エムドゲイン®ゲルの適応症は？	84
Q32	骨移植材の種類は？	88
Q33	歯周病治療に伴う根面齲蝕への対応について	90
Q34	歯周病は薬で治るの？	94
Q35	糖尿病患者への歯周治療時の注意事項は？	98
Q36	歯周治療におけるＥｒ：ＹＡＧレーザーについて	102
Q37	メインテナンス時のリスク評価とは？	104
Q38	電動歯ブラシや音波歯ブラシを指導する際のポイントは？	108
Q39	サポーティブペリオドンタルセラピーとメインテナンス	112
Q40	SPTの頻度はどのように決定するの？	114
Q41	SPTで歯科衛生士が行う施術項目は？	116
Q42	骨粗鬆症薬を服用している患者への注意点は？	120
Q43	自己免疫疾患を有する患者への注意点は？	122
Q44	医科との連携は？―対診のとり方	124
Q45	歯周病患者に対するインプラント治療は？	128
Q46	インプラントのメインテナンスは？	132
Q47	インプラント周囲炎の治療法は？	136
索引		140

Q1 歯周病とは？ でもその前に！

1. 正常な歯肉とは？ 正常な口腔の解剖と組織学

　歯周組織は歯肉，歯根膜，歯槽骨やセメント質を含みます．歯冠と歯肉の接合する部分では，歯の発生に基づく上皮によるエナメル質との上皮性付着がみられ，歯根（セメント質）と歯肉は歯周靱帯による結合組織性付着がみられます（図1-1, 2）．

1）歯肉の上皮

　歯は，歯肉を覆う口腔粘膜上皮を介して口腔内に萌出しているため，その境界面では歯肉上皮の一部が特殊な構造となっています．歯の表面であるエナメル質に付着している部分は付着上皮と呼ばれ，これに続く外側には，歯との間に歯肉溝がみられる歯肉溝上皮，そして歯肉の外縁側を覆う口腔粘膜上皮から構成されています．

　本来，歯肉の口腔粘膜上皮は，錯角化した重層扁平上皮で多数の細胞間橋で密に接着し，細胞間にも小顆粒状のマトリックスが存在して，物理的な壁を作っています．一方，歯肉溝上皮はヒトでは角化しておらず，細胞間橋も口腔粘膜上皮よりも広くなっています．また付着上皮は，歯の発生途上の退縮エナメル上皮に由来する，ゆるやかに配列した未分化な上皮細胞からなり，基底板とヘミデスモゾームによる接着装置によって歯面に結合しています．ここで大切なことは，歯と歯肉の接合する部分の上皮は，生体の防御面からみると逆にデンタルプラーク中の細菌由来物質などの通過を許して，歯周組織に炎症を誘導させてしまう一端にもなるということです．

2）歯肉結合組織

　歯肉は，セメント質に入り込むコラーゲン線維束によって，結合組織性付着として歯に付着しています（歯-歯肉線維）が，それ以外にも歯肉を歯槽骨に結合する歯槽歯肉線維が存在します．

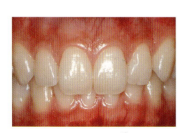

図1-1　健康な歯肉[1]

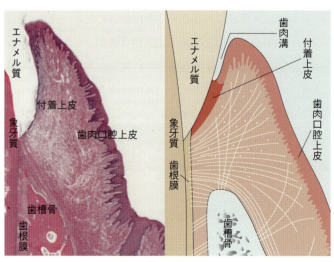

図1-2　正常歯肉の組織像[1]

セメント質に入り込んだ線維束が消失しない限り，付着上皮は根尖側には増殖して深く移動はできません．すなわち，健康な歯肉ではある一定の歯肉溝が存在しますが，それが深くなることはないのです．一方，健康な歯肉の表面には，歯肉線維束の分布に対応するように小さなくぼみ（スティップリング）が観察されます．歯肉溝が深くなったりスティップリングが消失することは，炎症によって歯肉線維束が破壊されたことを意味しますので，臨床的な指標となります．

3）歯周靭帯（歯根膜）

歯根のセメント質と歯槽骨を結ぶ線維性結合組織は，一般に歯根膜とも呼ばれ，さらにその線維がセメント質に入り込んだ部分や歯槽骨に入り込んだ部分を，特にシャーピー線維と呼んでいます．この線維は，歯の支持や咬合に対して力の緩衝などの機能を有しています．

4）固有歯槽骨とセメント質

萌出後の歯を顎骨に容れている部分の骨を歯槽骨といい，さらに歯を支えている支持歯槽骨と歯と接している固有歯槽骨に分かれます．また，歯に接する部分にはセメント質が歯根表面を覆っていて，固有歯槽骨との間にシャーピー線維を含む歯周靭帯（歯根膜）を有しています．固有歯槽骨は，常に吸収と添加を繰り返す生理的リモデリングがみられますが，その主役は破骨細胞と骨の細胞（骨芽細胞や骨細胞）です．

2. 歯周組織でみられる生体防御

歯周病の発症や進展あるいは増悪は，歯周病原性細菌の病原性だけでは説明ができません．なぜなら，生体には恒常性を維持するための防御機構が存在しているからで，この防御機構のなかで炎症反応が起こり，逆に歯周病としての病態を確立してしまうことにもなります．

1）自然免疫による細菌排除

(1) 唾液による細菌の排除
(2) 歯肉溝滲出液による細菌の排除
(3) 付着上皮による細菌の排除
(4) 自然免疫としてみられる免疫担当細胞による細菌の排除

2）獲得免疫による生体防御

歯周病原性細菌の感染が継続すると，免疫担当細胞のなかでも抗原提示と認識による活性化したリンパ球が，他のT細胞やB細胞の機能をコントロールして感作が確立します．歯周病の病巣では，リンパ球のヘルパーT細胞（Th2）によるB細胞の活性化が起こり，B細胞は形質細胞へと分化して，免疫反応を起こす抗体を産生分泌します．分泌された抗体は，補体と共同で侵入してくる細菌の排除にあたりますが，これらの反応のなかで抗体以外にも他の免疫担当細胞を活性化させるためのサイトカインが産生され，特に炎症性サイトカインと呼ばれる$TNF\text{-}\alpha$は炎症反応を促進させて，歯周組織の破壊を誘導してしまいます．

（朝日大学歯学部口腔病理学　永山元彦）

引用文献
1）下野正基，高田　隆 編：新口腔病理学．医歯薬出版，東京，2012, 84～89.

Q2 炎症とは？ 不良肉芽を除去するのはなぜ？

　歯周病でみられる歯肉炎や歯周炎は，歯周病原性細菌が産生する病原物質や菌体成分の歯周組織への侵入に対して，生体の防御機構が働きはじめ（変質性炎），血管の拡張から始まる炎症反応が生じます．一般的な炎症反応の病巣では，炎症性媒介物質と呼ばれる化学伝達物質（PGE_2など）が血管に作用すると，血管拡張と血管の透過性亢進が起こります．続いて白血球などの炎症性細胞が血管外へと出て，原因物質の処理にあたります（図 2-1a ～ c）．

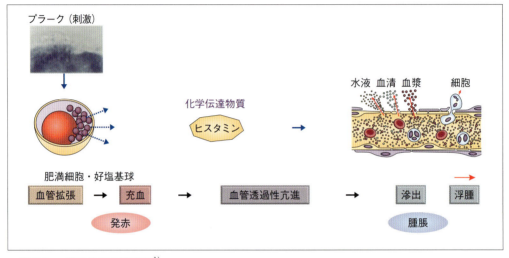

図 2-1a　滲出性炎の模式図[1]

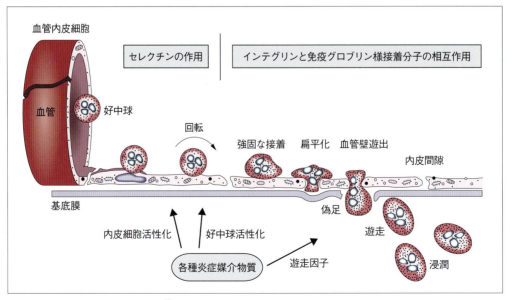

図 2-1b　白血球の遊出模式図[2]

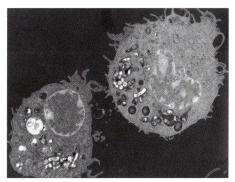

図2-1c 細菌を貪食した貪食細胞（マクロファージ）の電顕像

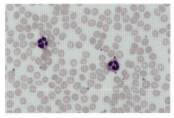

図2-2 好中球（分葉状核を示し，背景は赤血球で占められている．May-Giemsa染色）

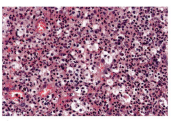

図2-3 化膿性炎の組織写真

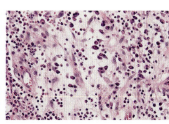

図2-4 肉芽組織の組織写真

　この炎症性細胞の浸潤（滲出性炎）で，特に好中球（図2-2）の浸潤を化膿性炎（図2-3）と呼び，臨床的には発赤，腫脹や疼痛，発熱，機能障害という徴候が顕著に現れますが，歯周病の場合は歯肉の発赤，腫脹や疼痛が症状の大半を占めます．本来，炎症による生体反応は，生体の防御を目的としているので原因物質が取り除かれるまで炎症反応が続きますが，歯面に付いた細菌は完全には無くなることはないため，血管の拡張と炎症性細胞の浸潤から，やがて線維芽細胞や毛細血管などから構成される肉芽組織が，傷害を受けた歯周組織を修復するために出現してきます（増殖性炎）（図2-4）．しかし，細菌刺激が強いと炎症性細胞の浸潤が強く，周辺にはサイトカインの産生によって修復機転とならない肉芽組織が存在するため，臨床的には不良肉芽と呼んでいて歯周治療では除去する対象となります．

（朝日大学歯学部口腔病理学　永山元彦）

引用文献
1）下野正基，高田　隆 編：新口腔病理学．医歯薬出版，東京，2012．
2）菊地浩吉 監修，吉木　敬ほか 編集：病態病理学．南山堂，東京，2004．
3）下野正基：やさしい治癒のしくみとはたらき 歯周組織編．医歯薬出版，東京，2013，60〜63．

Q3 歯周組織の破壊はどのように進行するの？

歯周病は，歯肉炎から歯周炎へと病態が進行しますが，それぞれが独立したものではなく，以下のように連続的なものと考えることができます（図3-1）．

1）開始期病変（歯肉炎）

歯面に付着した細菌やLPSなどの菌体成分が付着上皮を傷害し，付着上皮の物質透過性が高まります．LPSは付着上皮を刺激して炎症性サイトカインを産生させ，これらのサイトカインによって上皮直下では血管が拡張し，血漿成分や好中球の滲出が起こります．

2）早期病変（歯肉炎）（図3-2）

付着上皮は上皮釘脚を延長し，付着上皮の破壊によって歯肉溝が深くなります．上皮下では，活性化した好中球，マクロファージや血管内皮細胞などがサイトカインやプロスタグランディン（PGE_2）などを産生し，急性の滲出性炎が進行します．

3）確立期病変（歯肉炎）

歯肉結合組織にB細胞や形質細胞が多数浸潤してくると，慢性の炎症巣が形成されます．そこでは産生されたサイトカイン，PGE_2やコラゲナーゼなどのマトリックスメタロプロテイナーゼ（MMP）によって，結合組織が破壊されていきます．

この時期は歯肉の浮腫性腫大が強いですが，付着上皮はまだ位置を保っています．

4）発展期病変（歯周炎）

付着上皮の破壊と反応性の深行性増殖，結合組織性付着の消失も生じてきます．これは臨床的にアタッチメントロスとしてみられます．またこの時期では，活発に骨吸収をする破骨細胞により歯槽骨吸収が目立ち，歯の動揺も起こります．この段階を歯周炎と呼びます（図3-3）．

骨吸収と歯周組織の破壊との関係

歯周病における病変の進行は，①歯肉縁下に歯周病原性細菌によるデンタルプラーク（バイオフィルム）の形成，②白血球の浸潤を伴う炎症，③歯周組織に存在する線維芽細胞や好中球，マクロファージが炎症性サイトカイン（IL-1, Il-6, TNF-α），細胞膜の破壊に伴って生じるPGE_2などの炎症ケミカルメディエーター，コラゲナーゼ等のMMP等の産生，④歯槽骨中の骨芽細胞から破骨細胞活性化因子の一つであるRANKLの発現誘導，⑤破骨細胞のRANKにRANKLが結合，あるいはMMPによる酵素的な組織破壊による歯槽骨の吸収を含む歯周組織の破壊，⑥歯の動揺・脱落の順に進みます（図3-4）．

（朝日大学歯学部口腔病理学　永山元彦）

引用文献

1）下野正基，高田　隆 編：新口腔病理学．医歯薬出版，東京，2012, 89〜91.

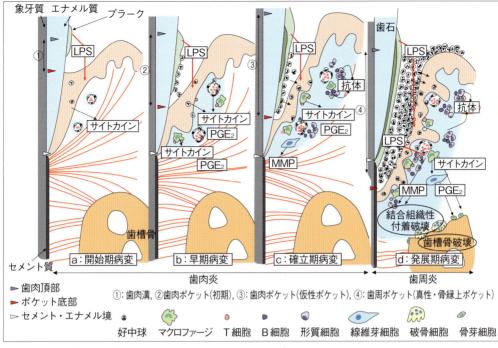

図 3-1 歯周病の病態ステージとサイトカインの関係[1]

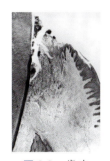

図 3-2 歯肉炎の病理組織像

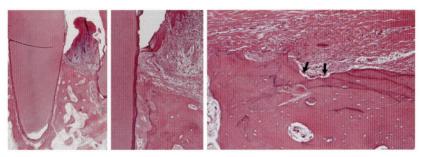

図 3-3 歯周炎の病理組織像．歯槽骨の破骨細胞性吸収がみられる（矢印）

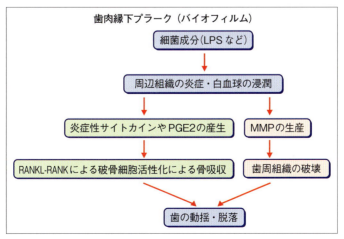

図 3-4 骨吸収と歯周組織破壊の関係

Q4 歯肉炎と歯周炎の違いは？

歯周ポケットはどのようにできるのか

　一般に歯周病と呼ばれる歯肉炎や歯周炎は，歯に付着した口腔の細菌によって，デンタルプラークまたはバイオフィルムと呼ばれる菌塊とマトリックスが形成されて発症します．歯周病関連細菌は歯周病原性細菌と呼ばれ，その多くはう蝕の原因菌とは異なり，グラム陰性桿菌が歯肉縁下に定着した歯肉縁下デンタルプラーク（バイオフィルム）を形成します（図 4-1，2）．

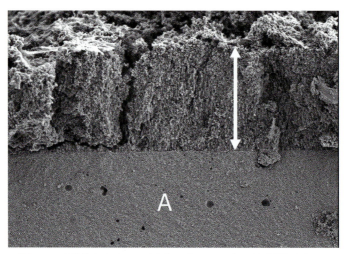

図 4-1　実験的にヒトの口腔内で人工アパタイト表面（A）に7日間形成させた歯肉縁下デンタルプラーク（両矢印）の走査電顕写真

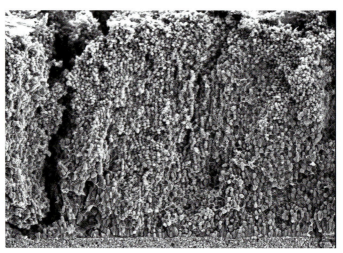

図 4-2　一部を拡大したもの．人工アパタイト表面から垂直性に細菌とマトリックスが堆積しているのがわかる

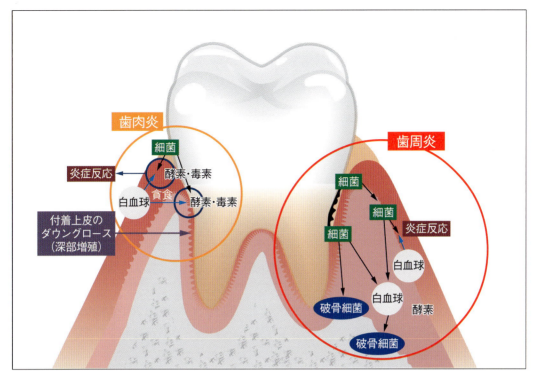

図 4-3 歯肉炎と歯周炎の違い[1]

　さらに，菌体成分の一部であるリポ多糖などが，ここから歯肉中のマクロファージや歯肉の線維芽細胞などに作用して，炎症性サイトカインやプロスタグランディンの産生を誘導し，破骨細胞の活性化によって歯槽骨の吸収が起こると歯の動揺が始まり，やがては歯の喪失に繋がります．

　歯肉炎は，歯肉に限局した炎症です．歯槽骨吸収や歯の動揺も認められないため，またデンタルプラークをある程度除去すれば治癒するため，可逆的な病変です．一方，歯周炎は，歯肉溝底部の付着上皮が破壊されて歯周ポケットが深くなり，臨床的にはセメント・エナメル境を越えて深くなった歯周ポケットが形成されます（図 4-3）．

（朝日大学歯学部口腔病理学　永山元彦）

引用文献
1）鴨井久一ほか 編：Priventive Periodontology 臨床を支えるサイエンスを知る・唾液検査を活用する・生活習慣病を予防する．医歯薬出版，東京，2007．

Q5 歯周病原細菌の種類は？

電顕像で見るデンタルプラーク，細菌などの実態

　う蝕や歯周病を引き起こす細菌は，口腔内に常在しているため，唾液の洗浄作用やpH緩衝作用にも耐える仕組みを菌体内外に有しています．たとえば，細菌は歯面に付着できなければ，その後のプラーク形成もできないわけですから，初期に歯面に付着する細菌は非常に重要視されています．Mutans streptococci にまとめられた Streptococcus 属の多く（図5-1）が，菌体に線毛などの特殊な構造を有し，本来なら，歯の防護にあたる唾液タンパクが歯面に覆われてペリクルと呼ばれる被膜を形成すると，そのタンパクを付着起点として，または菌体外に多糖を形成して歯面に付着します（図5-2）．

　初期付着細菌が付着して増殖を始めると，細菌同士を結合させる能力を持つ別の細菌が，細菌塊を形成しながら初期付着細菌に付く（細菌凝集）ため，プラークは飛躍的にその量を増すことになります（図5-3a，b）．

　このようなデンタルプラーク（バイオフィルム）は，さまざまな細菌の共凝集関係があり，初期の細菌コロニー（Early Colonizers）と後期の細菌コロニー（Late Colonizers）を仲介するような細菌（*Fusobacterium nucleatum*）の重要性も唱えられています[2]（図5-4）．

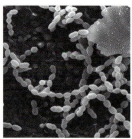

図5-1　*Streptococcus sanguis*．連鎖状を示す

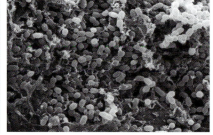

図5-2　*Streptococcus mutans* の菌体外多糖形成．菌体外に網目状の多糖がみえる

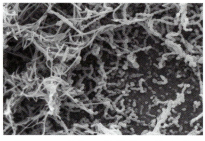

図5-3a　球菌と線状菌の共凝集（SEM像）

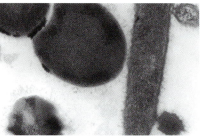

図5-3b　球菌と線状菌の共凝集（TEM像）

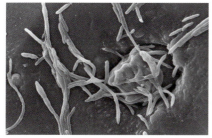
図 5-5　*Fusobacterium nucleatum*

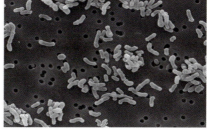
図 5-6　*Porphyromonas gingivalis*

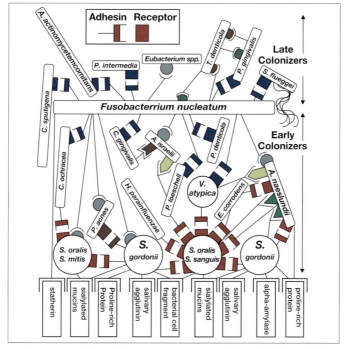
図 5-4　プラーク中の細菌共凝集の模式図[2]

　歯肉縁上と歯肉縁下では嫌気状況が大きく異なり，特に歯肉縁下デンタルプラークでは，偏性嫌気性菌（図 5-5）が主体を占めることになり，そのなかに病原性物質を有する歯周病原細菌（図 5-6）が増えると，生体組織に対して刺激を与えることになります．

（朝日大学歯学部口腔病理学　永山元彦）

引用文献
1）下野正基：やさしい治癒のしくみとはたらき 歯周組織編．医歯薬出版，東京，2013，56～57．
2）Paul E.Kolenbrander et al：Microbiol. *Mol.Biol.Rev*, **66**：486～505，2002．

Q6 歯周病原細菌の特徴は？

　歯周病原細菌は歯周組織を破壊するだけでなく，菌の生存も兼ねたシステムを有しているのが特徴で，多くは偏性嫌気性細菌です．このような細菌には，共通して以下のような特徴を有している場合が多く，①線毛や赤血球凝集因子などによる定着性が高い，②宿主の細菌防御システムを回避する能力が高い，③歯周組織を破壊する因子となる細胞毒性代謝産物，プロテアーゼ，LPSなどの菌体成分を産生する能力が高い等が挙げられます．

　また，病原性を示す菌体成分としては，グラム陽性菌由来ではリポタイコ酸やムラミルジペプチド，グラム陰性菌由来ではリポ多糖，線毛があります．さらに，これらの菌体成分の受容体として，マクロファージや線維芽細胞などのToll様受容体等が発揮します．

レッドコンプレックス（Red Complex）

　口腔内の数百種類の細菌を歯周病との関連が深い順に細菌群（complex）として分類した研究があります．そこでは赤（red），オレンジ（orange），緑（green），黄（yellow），紫（purple）の5つの細菌群に別けられ，さらに青（blue）が追加されて，6つの細菌群が細菌数の多少でピラミッドのように分けられています（図6-1）．このなかで，*Porphyromonas gingivalis, Tannerella forsythia, Treponema denticola* の3種はレッドコンプレックスとし，これらの菌が同時に検出された場合の歯周病リスクの高さを唱えています（表6-1）．

（朝日大学歯学部口腔病理学　永山元彦）

引用文献
1) Socransky SS et al.：Microbial complexes in subgingival plaque. *J Clin Periodontol*, **25**：134～144, 1998.
2) Feres M et al.：Microbiological basis for periodontal therapy. *J Appl Oral Sci*, **12**：256～266, 2004.
3) 下野正基：やさしい治癒のしくみとはたらき 歯周組織編．医歯薬出版，東京，2013, 56～57.
4) Socransky SS et al.：Dental biofilms；difficult therapeutic targets. *Periodontal*, **28**：12～55, 2002.

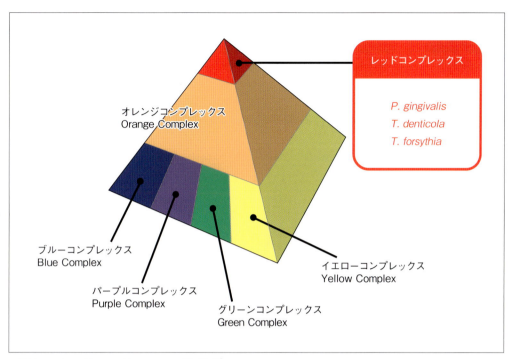

図 6-1 レッドコンプレックスの模式図[4]

表 6-1 歯周病原細菌群の内訳

Red complex	*P. gingivalis, T. forsythia, T. denticola*
Orange complex	*F. nucleatum, P. intermedia, P. nigrescens, P. micros, C. rectus, C. gracilis, C. showae, E. nodatum, S. constellatus*
Yellow complex	*Streptococcus* *S. sanguis, S. oralis, S. intermedius, S. gordoni, S. mitis*
Green complex	*C. ochracea, C. gingivalis, C. sputigena, E. corrodens, A. actinomycetemcomitans*（血清型 a）
Purple complex	*V. pavula, A. actinomycetemcomitans*（血清型 b）
Blue complex	*Actinomyces*

Q7 どんな人が歯周病になりやすい？

1. 歯周病の発症・進行に関わる因子は？

　歯周病は，歯周局所への細菌感染に対する生体防御反応の結果，炎症が惹起され，歯周組織が破壊される病気です．さらに，喫煙やストレスなどの環境因子や全身状態などの宿主因子も影響しており，歯周病は多因子性疾患と考えられています．歯周病の罹患しやすさを説明するものとして，歯周病の危険因子（リスクファクター）の概念があります．これは歯周病の発症，進行に関連する因子で，細菌性因子，宿主因子（生体応答因子），環境因子から成ります（図 7-1）．

1）細菌性因子

　歯周病には，歯肉炎や歯周炎が歯槽骨の吸収やアタッチメントロスと呼ばれる臨床的指標による違いがありますが，その原因の多くは，口腔常在のデンタルプラーク細菌の歯周病原性を有した細菌です．胃潰瘍や胃癌が *Helicobacter pylori* で起こるというような結果と原因の関係が確立しているのと異なり，歯周病は常に存在するデンタルプラーク全体で考える必要があります．この中で歯周病原細菌が，本来の生体防御機転である炎症反応が生体組織を傷害する形をとり，それも段階的に進行することから，人によって歯周病の罹患が異なります．これは，デンタルプラーク中の歯周病原細菌の組成が異なる可能性がありますが，それ以外にも唾液の性状や pH 状態なども関与してくるため，一概には断定できません．しかし，歯周病になった患者さんからの検出細菌は歯周病原細菌が多いことを考えると，このような細菌の増殖できる環境条件が，罹患しやすさの感度を左右しているといえます．

2）宿主因子（生体応答因子）

　免疫反応，炎症反応，遺伝的因子，年齢，性別，全身疾患（糖尿病など）などが含まれます．

（1）遺伝的因子

　歯周炎の発症・進行には，遺伝的要因と環境的要因が関わっており，慢性歯周炎では環境的要

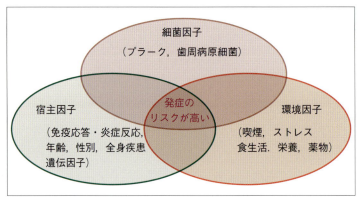

図 7-1　歯周病の発症，進行に関わるリスクファクター[1, 3]

因が強いのに対して，侵襲性歯周炎では遺伝的要因が強いと考えられています．この疾患感受性の個体差は，個人の生体遺伝子の塩基配列の違いに起因しており，これを遺伝子多型といいます．遺伝子多型とは，一般の集団において1％以上の頻度で起きる塩基配列の変化です．歯周炎では，インターロイキン1（IL-1）遺伝子多型やFcレセプター（FcR）遺伝子多型などが代表例です．たとえば，IL-1遺伝子多型は炎症を引き起こしたり，歯槽骨吸収を促進するなどの強い生物活性を示すIL-1の産生量を規定する遺伝子型で，IL-1Aアリル2とIL-1Bアリル2の双方を有する人は，歯周炎易感受性であることが報告されています[2]．

(2) 糖尿病（Q11, 35を参照）

口腔が乾燥し，唾液の働きが悪くなり，歯肉に炎症が起こりやすくなります．歯周炎罹患率が高く，アタッチメントロスが多く認められます．これは，①好中球機能不全（遊走能・貪食能の低下），②コラーゲン合成阻害（代謝能力の低下），③歯根膜線維芽細胞の機能異常，④AGE（最終糖化産物）の炎症性組織破壊，⑤微小循環障害による創傷の治癒遅延によるといわれています．

3) 環境因子

(1) 喫煙（Q13を参照）

(2) 薬物

フェニトイン（抗てんかん薬），ニフェジピン（カルシウム拮抗剤，降圧薬），シクロスポリン（免疫抑制剤）は副作用として歯肉増殖の発現がみられることがあります．

(3) ストレス

心理的・社会的ストレスは，歯周炎の発症・進行に影響を与えることが報告されています．特に，壊死性潰瘍性歯肉・歯周炎の発症は，ストレスとの関連があることが示されています．心理的物理的ストレスが生体に作用することにより，各種交感神経，副交感神経作用物質が分泌され，これらの物質が免疫担当細胞である多形核白血球，マクロファージおよびリンパ球に作用して免疫応答を変化させ，生体防御機能を低下させることが示唆されています[2]．

4) その他の因子

(1) 炎症性修飾因子

プラークリテンションファクター（プラークを蓄積，増加させる因子）で，歯石，マージンの不適合修復・補綴物，歯肉の形態異常などが含まれます[4,5]．

(2) 外傷性修飾因子

早期接触やブラキシズムなどの外傷性咬合で咬合性外傷を惹起し，歯周組織に障害をもたらします．歯周炎に咬合性外傷が合併すると病変が急速に進行し，重度の歯周炎に進行しやすくなります[4,5]．

（しぶかわ歯科医院／東京歯科大学臨床教授　渋川義宏）

参考文献
1) 吉江弘正ほか編：臨床歯周病学．医歯薬出版，東京，2007，20～27．
2) 吉江弘正：歯周炎のリスク診断．日歯医師会誌，**57**（11）：4～11，2005．
3) 野口俊英，林　潤一郎：慢性疾患としての歯周病へのアプローチ．医歯薬出版，東京，2014，80～83．
4) 特定非営利活動法人 日本歯周病学会編：歯周病の検査・診断・治療計画の指針2008．医歯薬出版，東京，2009．
5) 特定非営利活動法人 日本歯周病学会編：歯周病の診断と治療の指針2007．医歯薬出版，東京，2007．

Q8 若い人でも歯周病になるのはなぜ？その特徴は？

1. 一般的な若い人の歯周病罹患率

　歯科疾患実態調査[1]（平成23年）によると，15歳から30歳までの約15年間で，加齢に伴って歯肉炎有病者が減り，逆に，歯周炎有病者の増加傾向がみられました．つまり，この時期に歯肉炎または軽度歯周炎を早期に治療・予防することで，歯周炎への進行を抑えることができます[2]．歯肉炎を放置すれば，病変が歯槽骨や歯根膜にまで及ぶ歯周炎へと進行し，元の健康な歯周組織に回復するのは困難になります．したがって日々のセルフケアに加え，定期的な歯科の受診ならびにプロフェッショナル トゥース クリーニングによる管理が非常に重要です．

2. 侵襲性歯周炎とは（図8-1, 2）

1）特徴

　侵襲性歯周炎は，全身的に健康ですが急速な歯周組織破壊（歯槽骨吸収，アタッチメントロス），家族内発症を認めることを特徴とする歯周炎です．侵襲性歯周炎の罹患率は，0.05%〜0.1%とされています．一般的にプラーク付着量は少なく，10〜30歳代で発症することが多いといわれています．

　患者によっては，*Actinobacillus actinomycetemcomitans*（A.a）や *Porphynomonas gingivalis*（P.g）の存在比率が高く，生体防御機能，免疫応答の異常が認められます．7歯以下（全部位の30％未満）に局在しているものを限局型，8歯以上（全部位の30％以上）に広がっている場合を広汎型に分類されます．歯周組織破壊の原因は，A.a などの歯周病原細菌の関与，生体防御機能の低下，歯周炎感受性遺伝子の関与などが考えられています[4]．

2）治療方針

　初期の侵襲性歯周炎では，通常の歯周治療に反応を示し，スケーリング・ルートプレーニング（SRP）や歯周外科治療およびサポーティブペリオドンタルセラピー（SPT）において，歯肉縁下の歯周病原細菌を機械的にデブライドメントすることで，病状を良好にコントロールできると

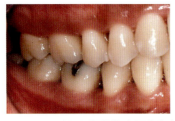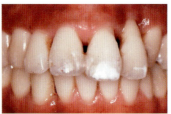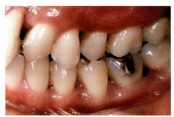

図8-1　広汎型侵襲性歯周炎患者
　22歳，女性．歯肉がたびたび腫れる，前歯が出てきた，グラグラするとのことで来院．既往歴は特になし．プラークコントロールは比較的良好で，歯肉の炎症は軽度である．全顎的に4〜10mmプロービングデプスが認められ，深い歯周ポケットから A.a, P.g が検出された

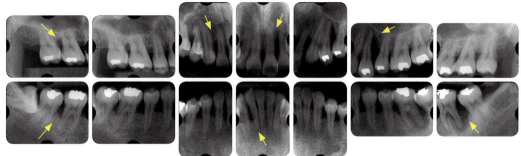

図 8-2 エックス線写真
　全顎的に歯根長の 1/3 〜 1/2 程度の水平性骨吸収が認められる．局所的に根尖に及ぶ垂直性骨吸収が認められる（矢印）

いう報告があります．特に，早期（組織破壊が少ない）に診断・治療するほど治療はより保存的となり，より予知性の高い結果が得られます．しかし，歯周組織破壊が著しい広汎型侵襲性歯周炎患者では，一般的な慢性歯周炎と比較して歯周治療に対する治療反応性が不良となる場合が多いため，初回の SRP や歯周外科治療に抗菌療法（経口投与やポケット内投与）を併用することを検討すべきであるとの指針もあります．その際には，細菌検査に基づいて実施することが望ましいといえます [6]．

3）抗菌療法（Q19，34 を参照）

　A.a は歯肉組織への侵入性があるため，経口抗菌療法併用の適応といえます．A.a の感染が認められる広汎型侵襲性歯周炎にメトロニダゾールやアモキシシリンの併用の有効性が欧米の論文で報告されていますが，国内においてはメトロニダゾールの歯周炎の適応は認められていません．一方，A.a の感染に対して，ニューキノロン系のレボフロキサシンやシタフロキサシンは抗菌力が強いことや，マクロライド系のアジスロマイシンは炎症性歯周組織に移行しやすく，A.a の抑制効果や抗炎症効果が報告されています．シタフロキサシン，アジスロマイシンのいずれもが歯周病原細菌に対して有効ですが，それぞれがどのような症例により有効であるかは，さらなるエビデンスの蓄積が必要です [5]．

　また，抗菌薬のポケット内投与は，重度な部位が限局して存在する場合に適応されます．治療当初から機械的方法と併用し，通常 1 週間に 1 回歯周ポケット内に注入し，4 回連続投与（1 ヵ月）使用が効果的であるとされています [3]．

（しぶかわ歯科医院／東京歯科大学臨床教授　渋川義宏）

参考文献
1) 厚生労働省：平成 23 年歯科疾患実態調査．
2) 森田学，稲垣幸司ほか：生涯を通じての歯周病対策—セルフケア，プロフェッショナルケア，コミュニティケア—．日歯周誌，54：352 〜 374，2012．
3) 日本歯周病学会：抗生物質の歯周ポケット局所療法（Intra-Pocket AntibioticTherapy：IPAT）のガイドライン．日歯周誌，34：1992．
4) 特定非営利活動法人 日本歯周病学会編：歯周病の検査・診断・治療計画の指針 2008．医歯薬出版，東京，2009．
5) 中島貴子，山崎和久：広汎型侵襲性歯周炎患者の SPT 期に経口抗菌療法を併用した一症例．日歯周誌，55：183 〜 188，2013．
6) 吉沼直人，好士亮介ほか：広汎型侵襲性歯周炎に抗菌療法を用いた 18 年の経過．日歯周誌，**56**：(1)，65 〜 71，2014．

Q9 歯周病と動脈硬化のかかわりは？

　動脈硬化は高脂血症，高血圧，糖尿病，喫煙，食生活，ストレスなど，さまざまな要因と関連して生じます．歯周病もその因子の一つと考えられていますが，直接的な関係はまだ確立されていません．これは，動脈硬化が高血圧を引き起こし，狭心症や心筋梗塞といった虚血性心疾患など，他のさまざまな疾患を引き起こす連鎖的な病態として捉えられ，歯周病はそれらと相互に関係があるとされるためです．

　たとえば，2型糖尿病患者の多くはその原因が肥満による脂肪蓄積で，脂肪細胞のなかでも内臓脂肪の脂肪細胞からはサイトカインである TNF-α が放出され，インスリンによる GLUT4 の細胞膜表面への移動促進が阻害され，インスリンを取り込めない結果，インスリン抵抗性が増します（図 9-1）．

　一方，歯周病患者でも TNF-α の血中濃度が高く，歯周病が動脈硬化を介して糖尿病の進行に影響していることも考えられます．糖尿病患者における動脈硬化の頻度は，糖尿病でない患者の4倍近く，病変は太い動脈よりも末梢の細い血管に生じ始め，これに糖尿病性神経障害を伴っていることが多いために虚血による痛みを感じにくい特徴があります．

（朝日大学歯学部口腔病理学　永山元彦）

引用文献
1）下野正基，高田　隆 編：新口腔病理学．医歯薬出版，東京，2012，101．

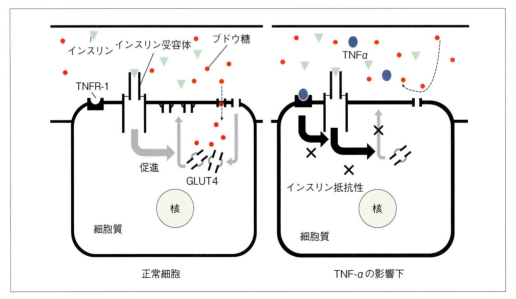

図 9-1　TNF-α によるインスリン抵抗性（▼；インスリン，●；ブドウ糖，GLUT4；グルコース輸送体，TNFR-1；TNF レセプター，●；TNFα）
　歯周病の病巣から生産された TNFα は，インスリン受容体に結合したインスリンによって，グルコースの細胞内への取り込みを促進していたグルコース輸送体（GLUT4）を抑制する（インスリン抵抗性）

Q10 歯周病と呼吸器疾患のかかわりは？

　咳は，肺や気管に異物の混入を避けるための生理的反射で起こります．しかし，高齢になるとこれらの反射機能が衰えるため，食べ物などを飲み込む嚥下の際に一緒に口腔内の細菌を飲み込んでしまい，その際，息苦しくなったり咳き込んだりしてむせると，気管や肺のなかへ細菌が侵入することがあります．誤嚥性肺炎は，このように誤って食べ物や異物を気管や肺に飲み込んでしまい，免疫力や脳血管障害のみられる高齢者の肺炎をいいます．

　このような誤嚥性肺炎を起こす原因菌は，舌苔中にみられる口腔常在菌や歯周病原性細菌であるといわれており，誤嚥性肺炎の予防にはデンタルプラークのコントロールが重要になります．

（朝日大学歯学部口腔病理学　永山元彦）

参考文献
1）渋谷恭之：院内感染予防と口腔ケアの重要性．日口外誌，**56**（6）：346～351，2010．

Q11 歯周病と糖尿病のかかわりは？

1. 糖尿病とは

　糖尿病とは，膵臓で産生されるインスリンの作用不足が，長期間にわたって高血糖状態に陥った慢性の疾患（糖質代謝性疾患）をいいます．膵臓のランゲルハンス島にはα細胞（グルカゴン，血糖値を上げる），β細胞（インスリン，血糖値を下げる），δ細胞（ソマトスタチン，グルカゴンやインスリンの分泌抑制）がありますが，β細胞から分泌されるインスリンは，食物から消化吸収されて血中に取り入れたブドウ糖（血糖）を必要な臓器の細胞に取り込ませて，血糖値を下げる働きをしています．

　糖尿病では初期は無症状ですが，治療の放置で病状が進行すると高血糖の持続により，血中のブドウ糖を薄めようと血管外から血管内に細胞の水分が移動して，血液量が増えるために尿量が増加するという脱水で口渇，多飲，多尿，体重減少，易疲労などのさまざまな症状が現れます．そして急激なインスリン作用不足によって，糖利用低下による高血糖と肝臓や脂肪組織の脂肪が利用されるために，脂肪分解上生じるアセトンやアセト酢酸，β-ヒドロキシ酪酸などのケトン体が血中に増加するケトアシドーシス性昏睡や，血管の浸透圧上昇に伴う利尿促進による脱水で，高血糖性高浸透圧性の糖尿病性昏睡などの特徴的な症状を示します．

　ところが，一般的には無症状か症状があっても軽度なため，患者は病識を持たないことが多く，慢性的な高血糖の持続が慢性的な動脈硬化を促進させ，細小血管異常の①糖尿病性網膜症，②糖尿病性腎症，③糖尿病性神経障害，④下肢の壊疽による糖尿病性足病変（図11-1），⑤虚血性心疾患や脳梗塞など，大血管の障害などの合併症を来たして，著しいQOLの低下や死の転帰をとることもある恐ろしい疾患です（表11-1）．現在，この5つの合併症に加えて，歯周病が糖尿病の第6の慢性合併症といわれています．

2. 原因と分類（Q35を参照）

　糖尿病の原因には，遺伝的要素と環境要素が共に関与しており，成立機序から1型糖尿病と2型糖尿病とに分けられます．1型糖尿病は，自己免疫性あるいは原因不明の特発性に生じた膵臓のインスリンを分泌する，ランゲルハンス島β細胞の破壊による絶対的なインスリン量の不足が

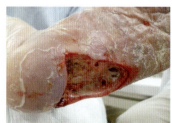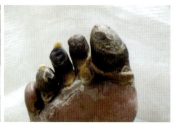

図11-1　糖尿病性壊疽（サンシャインデンタルクリニック毛利謙三先生ご提供）

表11-1 糖尿病に合併する疾患

急性合併症 (昏睡による意識障害や死亡)	慢性合併症		
	細小血管障害 (3大合併症)	大血管障害 (動脈硬化)	易感染性
糖尿病性 ケトアシドーシス性昏睡 高血糖性 高浸透圧昏睡	・網膜症による失明 　(糖尿病性網膜症) ・糖尿病性腎症 (腎不全) ・神経障害による感覚異常 　(糖尿病性神経障害)	・虚血性心疾患 　(狭心症,心筋梗塞) 　や脳梗塞	・足壊疽 　(糖尿病性足病変) ・歯周病

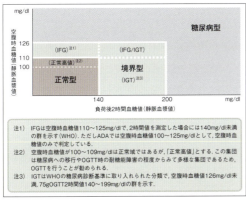

図11-2 空腹時血糖値および75g OGTTによる判定区分[1]　　図11-3 糖尿病における成因(発症機序)と病態(病期)の概念[2]

原因です．若年者に多く全糖尿病患者の5％以下です．

2型糖尿病は，インスリン分泌低下やインスリンが分泌されていても臓器の細胞の反応が鈍くなり，細胞内に取り込まれなくなる（インスリン抵抗性），またはその両者を発症基盤とした相対的なインスリン作用不足が原因となっているタイプです．全糖尿病患者の95％以上を占めます．これらの原因となる遺伝的要素である候補遺伝子は，いくつか挙げられているもののその詳細は不明です．環境要素についてはウイルス感染，食餌性要因，化学物質が1型糖尿病に関連し，過食，運動不足や肥満などという生活習慣病が2型糖尿病に関連します（図11-2）．

また，病態や病期からも糖尿病は分類されています．糖尿病は，その病型にかかわらずそれぞれ膵β細胞の障害程度と，インスリンの標的臓器（肝臓，筋肉，脂肪組織など）におけるインスリン抵抗性の程度によって，インスリンへの依存状態が異なります．インスリンが絶対的に不足し，生命維持のためにインスリン治療が不可欠な場合は，インスリン依存状態であり古典的な1型糖尿病ですが，食事療法や運動療法，経口薬で血糖が良好に管理される場合は，インスリン非依存状態です．このように，臨床上糖尿病の把握には成因と病態の両面から捉える必要があります（図11-3）．

(朝日大学歯学部口腔病理学　永山元彦)

引用文献
1) 清野　裕，南條輝志男，田嶼尚子ほか：糖尿病の分類と診断基準に関する委員会報告（国際標準化対応版）．糖尿病，**55**：485〜504，2012．
2) 清野　裕，南條輝志男，田嶼尚子ほか：糖尿病の分類と診断基準に関する委員会報告．糖尿病，**53**：450〜467，2010．

Q12 歯周病と全身疾患のかかわりは？

1. ペリオドンタルメディスン，メタボリックシンドロームとの関係

　以前から「歯性病巣感染」という言葉が知られています．これは，限局性の歯や歯周組織に関係する慢性感染の原病巣が，遠隔の臓器に2次的疾患を起こすというもので，2次的疾患には糸球体腎炎，リウマチ性関節炎，心筋炎，神経炎，光彩毛様体炎，ループスエリテマトーデス，皮膚炎，敗血症，細菌性心内膜炎，循環障害や糖尿病などが挙げられています．原病巣の細菌，菌体成分，菌の代謝産物などが血流に入り，遠隔の臓器や組織に蓄積され，結果として生じる体液性および細胞性免疫応答によるアレルギー反応が，2次的疾患の発症機序と考えられています．

　歯周病の原因となる歯周病原細菌は，歯面への付着能力やデンタルプラーク形成あるいは菌の内毒素など，さまざまな病原因子を持っているため，歯周病原細菌による菌血症が起こると，遠隔の臓器で歯性病巣感染症を引き起こす可能性が高いといわれています．

　近年では「ペリオドンタルメディスン」という言葉が出てきました．これも歯周病と全身疾患（あるいは他の臓器疾患）の関係を示したものですが，①全身（他臓器）の疾患が歯周病に影響する場合，②歯周病が全身（他臓器）の疾患に影響する場合，双方向性の関係を治療方針に組み入れた歯周病学の一分野と考えられています．実際には，心筋梗塞や狭心症などの虚血性心血管疾患，脳梗塞や脳出血などの脳血管疾患，さらに末梢血管で起こるバージャー病などを含む循環器や誤嚥性肺炎などの呼吸器，糖尿病などの代謝異常，そのほか早産や低体重児出産，骨粗鬆症や掌蹠膿疱症など，いわゆる生活習慣病が大きく関わっていることがわかります．また，脂肪蓄積による肥満を基盤として食生活や運動，喫煙などの生活習慣の異常から，耐糖能異常，糖尿病，高血圧，脂質異常を介して，動脈硬化や循環器疾患を示すものをメタボリックシンドロームという概念でまとめています．

　このように，歯周病は生活習慣病を含む全身疾患と関わりを持つことが唱えられていますが，ではどのように関係するのかについては，全身疾患のそれぞれが，別の疾患に繋がるように連続性に進行するため，それぞれの疾患と歯周病の相互リスクと考えるのが一般的です（図12-1）．これらの結果は研究結果の積み重ねからまとめていますが，それぞれの研究の結果と歯周病の関係は，強いものもあれば弱いものもあるのが現状です．

　たとえば，歯周病と妊娠や低体重児出産については，妊娠性エプーリスが知られています．これは，女性ホルモンに対する歯周病原細菌の増殖が促進されることや，炎症のケミカルメディエーターであるPGE2などの活性化によるといわれています．歯周病と生活習慣病については，歯周病と動脈硬化の関係において，歯周病原細菌が心冠状動脈のアテローム性動脈硬化のプラーク中検出されたことや，肝の急性期タンパクといわれるC反応性タンパクの産生が増加するようです．しかし，TNF-αなどのサイトカインの血中濃度については，報告間で不一致があります．このように，歯周病と心冠状動脈の関係では，動脈硬化が関与する可能性があります．ま

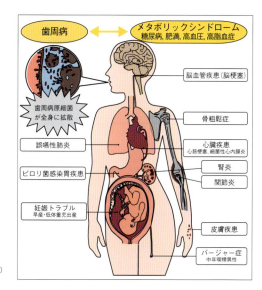

図 12-1　歯周病と全身疾患の関係模式図[3]

た，これに関連して歯周病は，心血管性疾患のリスクが高いことが報告されています．歯周病と糖尿病の関係は，糖尿病患者に重度の歯周炎が多いことから，糖尿病の合併症の一つに歯周病が第6の糖尿病合併症とされるほど関係は深く，糖尿病が歯周病に影響するという報告と，歯周病の治療で糖尿病が改善されることから，歯周病の病巣で産生される TNF-α が糖尿病を悪化させるという報告がありますが，TNF-α などのサイトカインの血中濃度の不一致など，歯周病が糖尿病に影響を与えるかどうかの結論はでていません．歯周病と肥満については，蓄積した内臓脂肪細胞から分泌される TNF-α やアディポネクチンの異常が歯周病を増悪させていたり，逆に歯周病原細菌がアディポネクチン分泌低下を来して，メタボリックシンドロームの症状が多いともいわれています．

　以上のように，歯周病と生活習慣病とは互いに影響する関係があり，歯周病による全身疾患の増悪や全身疾患による歯周病の増悪は，いずれもリスクを共有していることになります．

（朝日大学歯学部口腔病理学　永山元彦）

引用文献

1) Yoneda M et al.：Involvement of a periodontal pathogen, Porphyromonas gingivalis on the pathogenesis of non-alcoholic fatty liver disease. BMC Gastroenterol, 12：16〜25．2012．
2) 島内英俊：歯周病と生活習慣病の間系について最新の知見─ペリオドンタルメディスンの視点から─．歯界展望，**111**（1）：72〜86．2008．
3) プロクター・アンド・ギャンブル・ジャパン株式会社：オーラルヘルスと全身の健康歯周病予防からのヘルスプロモーション．2007．

Q13 タバコはなぜ悪いの？

1. 喫煙者は歯周病になりやすい？治りにくい？

　喫煙は，歯周病最大の環境リスクファクターと考えられ，喫煙者は非喫煙者に比べ2～9倍で歯周病の罹患率が高く，経時的にも歯周炎がより進行していくことが報告されています．タバコには200種類以上の有害物質が含まれており，その中でニコチン，タール，一酸化炭素が3大有害物質です．喫煙の一番の影響は，ニコチンによる血管収縮作用および線維芽細胞の障害作用で，歯周組織の修復能力の低下が歯周治療効果の低下に影響します．タールは，歯の露出面に黒褐色の沈着物として不快な外観を作りだし，プラークや歯石の沈着を促します．さらに，タールは有名な発がん物質でもあります．一酸化炭素は，ニコチンとともに身体の免疫担当細胞の活動を著しく低下させます．これらのことから，喫煙によって歯周病になりやすく，治りにくくなるといえます．一方，禁煙することで歯周病の進行リスクが低下し，歯周治療の効果が上がることが実証されており，歯周病患者に対する禁煙指導は必須です[1～3]．

2. 臨床的特徴

　喫煙が関連する歯周病患者では，プロービング時の出血が少なく，歯肉の炎症程度が軽度ですが，アタッチメントロスや歯槽骨の吸収が大きいのが特徴です．歯周病が進行しても歯肉出血が少ないため初期症状を自覚しにくく，発見が遅れることも問題となります（図13-1，2）[1～3]．

3. 歯周病原細菌に対する影響

　喫煙者の歯周ポケット内の環境は酸素分圧が低く，酸素と栄養の組織への供給を妨げています．喫煙者では，非喫煙者に比較して深いポケットだけでなく，比較的好気的環境条件の浅いポケットにおいても歯周病原細菌が定着しやすくなることが報告されています[1～3]．

4. 免疫機能に与える影響

　タバコ成分が歯周病を増悪させるメカニズムについては，好中球の貪食能，走化能の低下および唾液や血清中の免疫グロブリン量の低下など，免疫機能低下や炎症性サイトカイン産生の促進などによると考えられます[1～3]．

5. 歯周治療後の治癒を阻害

　喫煙による線維芽細胞の増殖抑制やコラーゲン産生能の低下，血流の低下により，歯周組織の再生や修復に影響を与えていると考えられます[1～3]．

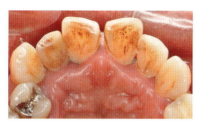

図 13-1 喫煙患者の初診時口腔内写真

上顎前歯部に 6〜7mm のプロービングデプス（PD）を認めるが，歯肉の炎症は比較的軽度である．1日 30 本，喫煙歴 20 年．喫煙による歯周組織の為害性や治療効果の低下について説明し，禁煙を勧めた

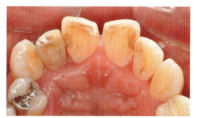

図 13-2 同患者の SRP 後の口腔内写真

SRP による歯肉の退縮および歯周ポケットの減少は少なく，歯周治療に対する反応は不良と思われる．再度，禁煙を勧め，歯周基本治療を継続

6. 歯周治療の予後への影響

非外科的および外科的歯周治療を行った場合，喫煙者は非喫煙者と比べて予後が悪いことが報告されています．また，歯周組織再生療法においても，GTR 法を行った喫煙者は非喫煙者と比較してアタッチメントゲインや骨再生量が少ないこと，エナメルマトリックスデリバティブ（EMD）による再生療法の比較でも，プロービングデプスの減少とアタッチメントゲインがともに喫煙者で有意に少ないことが報告されています[4]．

7. 禁煙支援

歯周病の予防のみならず，全身の健康管理のためにも禁煙指導，禁煙外来の紹介など，禁煙支援を行います．なぜ禁煙は難しいのでしょうか？それは，ニコチンが強い依存性薬物だからです．生活や仕事などでストレスを抱えたり，精神が不安定になると失敗しやすくなります．禁煙は，かつては「やめる」という意思だけが頼りでしたが，今は飲み薬や貼り薬の治療が健康保険で受けられます．

①精神面での禁煙支援，②ニコチン置換療法（ニコチンガムやニコチンパッチの使用），③非ニコチン製剤（バレニクリン），期間は 8〜12 週間，自己負担は 12,000〜18,000 円程度（3 割負担）です．これは 1〜2 ヵ月のたばこ代で済みます．

（しぶかわ歯科医院／東京歯科大学臨床教授　**渋川義宏**）

参考文献

1) 特定非営利活動法人 日本歯周病学会禁煙推進委員会 監修：大森みさき，両角俊哉，稲垣幸司，横田誠，沼部幸博，佐藤聡，伊藤弘，王　宝禮，上田雅俊，山田　了，伊藤公一：ポジション・ペーパー　喫煙の歯周組織に対する影響．日歯周誌，**53**（1）：40〜49，2011．
2) 特定非営利活動法人 日本歯周病学会 編：歯周病の検査・診断・治療計画の指針 2008．医歯薬出版，東京，2009．
3) 特定非営利活動法人 日本歯周病学会編：歯周病の診断と治療の指針 2007．医歯薬出版，東京，2007．
4) 特定非営利活動法人 日本歯周病学会編：歯周病患者における再生治療のガイドライン 2012．医歯薬出版，東京，2013．

Q14 プロービングの意味するものは？

　プロービングとは，歯周プローブ（＝ポケットプローブ；図14-1）で歯肉溝や歯周ポケットに挿入し，その深さなどを探る動作をいいます．プロービングによって，アタッチメントレベル，プロービング（ポケット）デプス，歯石の沈着状態，歯根表面の形状などの情報が得られます．

(1) アタッチメントレベル（図14-2）

　セメントエナメル境（CEJ）から歯周プローブの先端までの距離をクリニカル（臨床的）アタッチメントレベルといいます．歯周プローブの先端は，ポケットを形成する上皮を貫いて結合組織中に達しているので，組織学的なアタッチメントレベルと組織内への貫通量の合計を示すもので，両者は明確に区別します．この値が大きくなるほど歯の支持組織が少ないことを意味して，歯周病などの進行によってアタッチメントレベルが根尖側に移動することをアタッチメントロスといい，歯周治療などによってアタッチメントレベルが回復することをアタッチメントゲインといいます．

(2) プロービングポケットデプス（図14-2）

　プロービング時の歯肉辺縁から歯周プローブの先端までの距離をプロービングポケットデプスといいます．歯周プローブの先端は，ポケットを形成する上皮を貫いて結合組織中に達しているので，ポケット深さと組織内への貫通量の合計を示すもので，組織学的なポケットデプスとは明

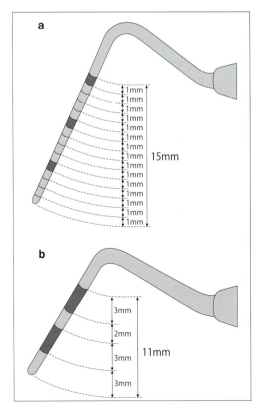

図14-1　歯周プローブ
　種々のタイプがあり，形態は円形と平形があるが，円形のほうがどの部位にも挿入しやすく目盛が見やすい
　a：1mm単位のもの
　b：3mm単位（3・3・2・3mm）のもので，白と黒の2色に色分けされている

確に区別します．健康な状態から，①歯肉の腫脹や歯肉退縮などの影響と，②ポケット底部の付着位置の移動と組織抵抗性の変化の2つの軟組織の状態の影響を受けます．

(3) プロービングポケットデプスと炎症との関係（図14-3）

炎症が軽度な場合は，歯周プローブがポケットを形成する上皮を貫いて結合組織中に達している深さは0.3mm程度であり，臨床的にそれほど大きな問題とはなりませんが，強い炎症の場合，特に急性炎症時などは，実際のポケット底部より数mmも深く測定される傾向がみられることを考慮する必要があります．炎症の改善がみられるときには，歯周プローブの先端は上皮や結合組織を貫かなくなり測定値は浅くなります．

1）プロービングのコツ

(1) プロービング操作のポイント

歯周プローブはゆっくり挿入し，プロービング圧を25g程度（20〜30g）として，挿入方向はプローブの先端を歯面に沿わせて歯肉にささないようにします（図14-4a）．根面の歯石や不良補綴物，齲蝕があるときは，歯周プローブで歯肉を根面から少し押し離すようにして，乗り越えて進みます（図14-4b）．測定は歯周プローブの先端を根面に沿わせたときに行うのがコツです（図14-4c）．

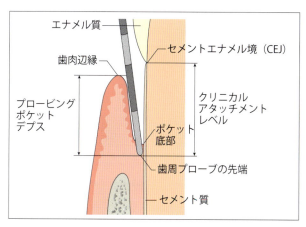

図14-2　クリニカルアタッチメントレベルとプロービングポケットデプス
　クリニカルアタッチメントレベルは，歯の支持組織の増減や歯周治療の効果を評価するのに対して，プロービングポケットデプスは，歯肉の炎症の改善やポケット内の環境の評価に利用します

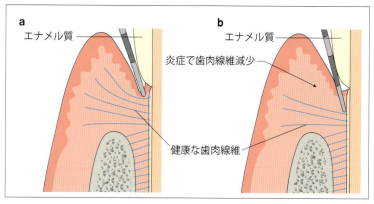

図14-3　歯周プローブの先端の位置
　プローブの先端は，炎症がない歯肉では歯肉溝上皮をわずかに貫いて止まる（**a**）が，炎症が強い歯肉では，上皮あるいは潰瘍面および結合組織の炎症部を貫いて止まります（**b**）

Q14 プロービングの意味するものは？

　接触点のポケットを測定するときは，歯周プローブを斜めにして挿入して，測定値は斜めの分を考慮すると良いでしょう（図14-5）．分岐部は，垂直的なポケットを測定するときには，根それぞれについて歯周プローブでプロービングポケットデプスを測定して，水平的なポケットを測定するときには，ファーケーションプローブを用いるとポケットの広がりを把握しやすくなります．

(2) プロービング精度を高めるポイント

　測定の前にパノラマ・デンタル写真などの資料をよくみて，骨欠損の深さや歯根の形態，分岐部の位置，歯石の沈着状況を把握すると事前に操作がイメージしやすくなります．さらに，再評価やリコール時などでは，前回のデータと比較して測定値が大きく異なる部位がある場合には，再測定を行うなどの工夫により正確な測定値になります．使用するプローブは太さや形態，目盛などに多くの種類があるので，一種類のプローブを使用すると誤差が生じにくくなります．

　プロービングポケットデプスの記録は，1歯6点法，4点法，1点法があります．写真が不鮮明な場合，あるいは垂直性骨欠損などの深いポケットが存在する場合などでは，ポケットを見落とさずに，できるだけ正確な測定値を得るために，ウォーキングテクニック（図14-6）を行って最深値を記録することが大切です．ポケット内の炎症が強い場合には，測定時に患者が痛みを訴える場合があります．特に，初診時などの測定時は炎症の強い部位は痛みが出やすいことを患者に伝えること，さらに治療によって炎症が軽減するとともに痛みも感じにくくなることを伝えることは，患者との大切なコミュニケーションといえます．

2) プロービングポケットデプスと歯周病との関係

　健康的な歯肉溝の深さは，3mm以内が臨床的正常値（唇舌側は1〜2mm，隣接面は1〜3mm）であり，プロービングポケットデプスが深いことは，歯周組織の破壊が起きたことを示します．深いポケットほど嫌気性環境となって，歯肉縁下プラークおよび歯周病原細菌がより多く存在しやすくなると考えられていて，プロービングポケットデプスの値が大きな部位は，より

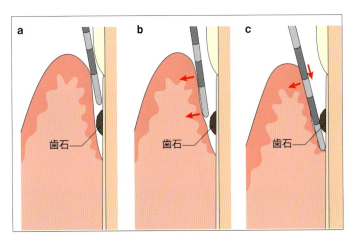

図14-4　歯石を避けたプロービングの工夫

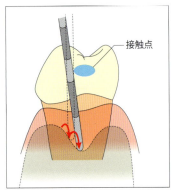

図14-5　接触点直下のプロービング
　接触点直前までプロービングを行ったら，歯周プローブを斜めに傾けながらウォーキングテクニックで測定すると正確に測定できます

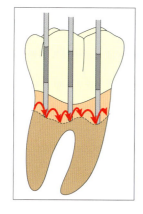

図 14-6 ウォーキングテクニック
　歯周プローブを細かく，近遠心方向に動かして測定を行うテクニックでウォーキングプロービングともいう．分岐部や根の方向に注意して，プローブを根面に沿わせることが大切です

歯周組織破壊が進行する可能性が高くなります．

　このように，プロービングポケットデプスは歯周病の進行と密接に関係しますが，根の長さやポケット底部の位置，周囲の骨の状態によって歯周病の進行度は異なります．プロービング以外にも動揺度，エックス線写真，咬合診査などの資料を総合的に判断する必要があります．さらに全身的な要因を把握するほか，治療方針を立てるため全人的な配慮には十分に注意する必要があります．

3) 歯周病以外にもポケットが深いときがある

　プロービングで歯内病変，歯根破折，セメント質剝離，歯肉縁下カリエスなどを調べることができる場合があります．

(1) 歯内病変（根尖性歯周炎），根分岐部の膿瘍，セメント剝離

　病巣からの排膿路に歯周プローブが入ることがあり，プローブ1本程度の比較的狭い幅であることが多いのが特徴です．

(2) 歯根破折，セメント質剝離

　垂直歯根破折によって亀裂，破折線に沿ってポケットが深い場合，プローブが入ることがあります．多くの場合，周囲と比べて幅がプローブ1本程度と比較的狭くて，急に深いポケットが認められます．歯質が離解した場合，プローブが破折面の間に入ることがありますので，注意深く調べる必要があります．また，レントゲンで破折線を判別できないこともありますが，破折線に沿って骨透過像が認められるときがあるので，他の症状と複合して鑑別すると良いでしょう．

(3) 歯肉縁下カリエス

　歯肉縁下に生じた齲蝕のことで，象牙質齲蝕になります．触診やレントゲン診査と合わせて鑑別する必要があります．

（北海道大学大学院 歯学研究科 口腔機能学講座　齋藤　彰）

参考文献
1）加藤　熙 編：新版 最新歯周病学．医歯薬出版，東京，2011，85～88．
2）吉江弘正ほか 編：臨床歯周病学．医歯薬出版，東京，2014，29～31．

Q15 プロービング時の出血（BOP）の意味するものは？

　プロービング時の出血（bleeding on probing; BOP）とは，歯周プローブを歯肉溝や歯周ポケットに挿入し，プロービングした際にみられる出血のことをいいます．正しいプロービングを行ったときには，正常な歯肉から出血することはありませんが，出血のある部位にはポケット内壁に炎症が存在することを意味しており，歯周病が進行あるいは再発する確率が高いといえます．

1）なぜ出血するのか

　ポケット内壁に炎症が生じていると，内壁の上皮や結合組織が破壊されてしまいます．ポケット上皮は亀裂・断裂により破壊され，潰瘍がみられることもあります．ポケット上皮直下の結合組織には，コラーゲン線維が破壊され健康なコラーゲン線維が減少・消失して，血管の造成と充血が認められます．さらに多数の多形核白血球，リンパ球，マクロファージの浸潤が認められる状態です．歯周プローブを挿入時，プローブの先端は歯肉を押し開きながら侵入し，さらに歯肉辺縁からポケット内面壁をこすりながら底部へ向かいます．この時にプローブの機械的刺激で充血した血管が破壊されて出血することがあります．さらにプローブがポケット底部まで進んだ時に，プローブの先が機械的抵抗力の減少したポケット上皮を貫通して結合組織内へ深く侵入することによって，毛細血管を傷つけて出血が生じます（図15-1）．

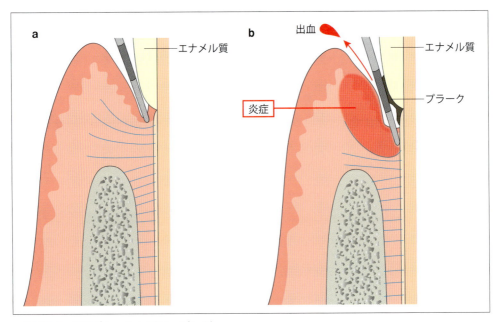

図15-1　歯周ポケットとプロービング

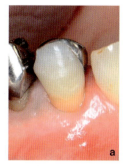 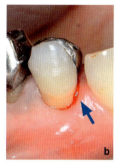

図 15-2 プロービング時の出血
　60歳代，女性．歯周基本治療として口腔清掃指導，SRPを行った．再評価時のプロービングポケットデプスは8mmと残存している．
　a：プロービング前．口腔清掃状態は良好でプラークの付着は認められず，歯肉表面の炎症はコントロールできていると思われる．
　b：プロービング後．プロービングの部位から出血が認められる．ポケット内壁の炎症が残存していると思われる．この後，歯周外科（フラップ手術）を行った

　前者は歯肉炎の炎症を示す所見として，プローブ挿入時ただちに認められる傾向があり，後者は狭い意味で歯周ポケットの炎症状態を伺うことになります．
　炎症の改善がみられるときには，結合組織の血管の充血や毛細血管網が消失して，健康なコラーゲンが認められます．さらにポケット内壁の上皮も回復して組織が修復されるため，プロービング時に歯周プローブの先端が上皮や結合組織を貫かなくなって出血は起きなくなります．

2）プロービング時の出血（BOP）の判定方法
　歯周プローブをポケットに軽圧（25g前後）で挿入した直後（20〜30秒後）に出血がみられるかどうかを診査します．一般には，プロービングポケットデプスを測定する際に，各部位ごとに出血の有無を，出血がある（＋），出血がない（－）と判定します（**図15-2**）．また出血状態により，＋（点状），＋＋（線状，滴状）に分ける場合もあります．

3）プロービング時の出血（BOP）の臨床意義
　プロービング時に出血のある部位には，ポケット内壁に炎症が存在することを意味しており，歯肉縁下プラークが存在していると歯周ポケット内壁に炎症が起きることから，歯周病の活動性と深い関係があります．
　そういった意味では，歯周病患者の初診時にはほとんどの部位に炎症があるため，BOPが（＋）の部位が多くなることがあります．
　しかし，歯周治療が行われた後の再評価時にBOPが（＋）の部位は，治療効果が不十分であることを示す指標となりますので，BOP（－）となることは治療の目標の1つといえます．BOPが（＋）の場合にはプロービングポケットデプスなどと合わせて治療法を選択する必要があります．
　それとは逆に再評価時のBOP（－）は，ポケット内壁に炎症がない指標となります．ポケットが3mm以内となりメインテナンスへ移行するときはもちろん，たとえば4mm以上のポケットが残っている部位について，病状が休止状態であってSPTへ移行できると判定するためには，

PCR：O'Leavy　動揺度：Miller　根分岐部病変：Lindhe & Nyman　PPD　赤数字＝BOP（＊）　黄背景＝排膿

PCR																
動揺度		1	1	0	1	0	1	0	0	0	2	0	0		0	
根分岐部病変			1												1	
PPD B		6 5 6	7 6 5	7 2 6	7 8 7	7 3 4	8 6 3	3 2 3	3 2 3	4 2 4	3 4 5	4 3 6	5 4 5		8 3 7	
PPD P		7 5 6	7 6 5	7 6 6	8 3 5	4 3 4	7 6 3	3 3 3	3 3 3	4 3 3	3 8 10	2 2 6	5 6 5		7 6 6	
	8	7	6	5	4	3	2	1	1	2	3	4	5	6	7	8
	8	7	6	5	4	3	2	1	1	2	3	4	5	6	7	8
PPD L		6 5 5		6 5 5	6 4 4	4 4 5	6 5 3	3 3 3	3 3 3	2 2 6	6 3 3	3 2 3	3 3 3		6 6 4	4 4 4
PPD B		6 8 5		6 3 2	5 4 3	3 2 6	6 3 6	4 2 2	3 2 3	3 3 6	7 3 3	4 3 4	4 3 4		6 4 6	7 4 5
根分岐部病変																
動揺度		1		1	0	0	0	0	0	0	0	0	0		1	0
PCR																

ステージ	初診時
検査日	2003／09
総歯数	26 歯
PPD 平均	4.5mm（156 点）
1～3mm	61（39.1%）
4～6mm	74（47.4%）
7mm 以上	21（13.5%）
BOP（＋）	27（17.3%）
動揺度平均	0.35
PCR	66.5%

PCR																
動揺度		1	1	0	1	0	1	0	0	0	2	0	0		0	
根分岐部病変			1												1	
PPD B		4 3 3	3 2 2	3 2 3	4 3 4	3 2 2	8 4 2	2 2 2	2 2 2	2 2 2	3 4 4	2 2 3	3 2 3		5 3 3	
PPD P		5 3 3	3 3 3	3 3 4	5 3 2	2 2 2	6 4 2	2 2 2	2 2 2	2 2 2	3 8 7	2 3 3	3 6 5		5 3 3	
	8	7	6	5	4	3	2	1	1	2	3	4	5	6	7	8
	8	7	6	5	4	3	2	1	1	2	3	4	5	6	7	8
PPD L		5 4 5		3 2 3	3 2 2	3 2 3	3 2 2	2 2 2	2 2 2	2 2 2	3 2 3	3 2 3	3 3 3		4 3 3	4 4 3
PPD B		6 6 3		3 3 2	3 3 3	3 2 3	3 3 2	2 2 2	3 2 2	2 2 3	3 2 3	2 2 2	2 2 3		6 4 6	4 4 5
根分岐部病変																
動揺度		1		1	0	0	0	0	0	0	0	0	0		1	0
PCR																

ステージ	基本治療終了時
検査日	2003／12
総歯数	26 歯
PPD 平均	3.0mm（156 点）
1～3mm	124（79.5%）
4～6mm	29（18.6%）
7mm 以上	3（1.9%）
BOP（＋）	2（1.3%）
動揺度平均	0.35
PCR	10.0%

PCR																
動揺度		0	0	0	1	0	0	0	0	0	1	0	0		0	
根分岐部病変			1												1	
PPD B		3 3 3	3 2 2	3 2 3	3 2 3	3 2 2	3 2 2	2 2 2	2 2 2	2 2 2	3 3 3	2 2 3	3 2 3		3 2 2	
PPD P		3 3 2	3 3 3	3 2 3	3 3 2	2 2 2	3 3 2	2 2 2	2 2 2	2 2 2	2 3 3	2 3 3	3 3 3		3 2 2	
	8	7	6	5	4	3	2	1	1	2	3	4	5	6	7	8
	8	7	6	5	4	3	2	1	1	2	3	4	5	6	7	8
PPD L		3 2 3		3 2 3	3 2 2	3 2 3	3 2 2	2 2 2	2 2 2	3 2 3	3 2 3	3 2 3	3 3 3		3 3 2	3 2 3
PPD B		3 3 3		3 3 2	3 3 3	3 2 3	3 3 2	2 2 2	3 2 2	2 2 3	3 2 3	2 2 2	2 2 3		3 3 3	3 2 3
根分岐部病変																
動揺度		0		0	0	0	0	0	0	0	0	0	0		1	0
PCR																

ステージ	SPT 移行時
検査日	2004／12
総歯数	26 歯
PPD 平均	2.5mm（156 点）
1～3mm	156（100.0%）
4～6mm	0（0.0%）
7mm 以上	0（0.0%）
BOP（＋）	0（0.0%）
動揺度平均	0.12
PCR	9.0%

図 15-3　歯周治療の推移と BOP
50 歳代，女性．歯肉腫脹と疼痛を主訴に来院．歯周治療は歯周基本治療，再評価，歯周外科処置，修復・補綴処置を行った．BOP（＋）は初診時 27%であったが，メインテナンスへ移行時には全ての部位で BOP（－）であった

BOP（－）が必要となります（**図 15-3**）．

メインテナンス・SPT 時には BOP（－）に維持するようにします．なかにはリコール時に肉眼的に歯肉の炎症はほとんど認められないのに，適切なプロービング時に BOP（＋）となることがあります．この出血は，歯肉の炎症の初期兆候として見られることがあり，肉眼的な歯肉の色調や形態の変化よりも早期に見られることも多いので，炎症初期の判定に有効であると考えられます．BOP（＋）の場合には，プラークの付着，プロービングポケットデプス，歯槽骨レベル，歯の動揺度を考慮して治療法を選択します．さらに BOP（＋）が必ずしもアタッチメントロスを生じるとはいえませんが，プロービング時の出血が繰り返しみられる症例においては，やはり将来的にアタッチメントロスが生じる可能性があり，歯周病が進行する，あるいは再発する確率

図15-4 プロービングによる感染性心内膜炎の誘発予防投与

投与経路	成人（及び小児）に対する薬物と投与量
経口（診療一時間前に投与）	アモキシシリン 2g（50mg/kg）
非経口（診療30分前）	アンピシリン 2g（50mg/kg）静注

プロービングによって出血させるリスクがあることから，出血に伴い口腔内細菌による菌血症ならびに感染性心内膜炎を生じるリスクの高い患者の場合に，診療前に抗生剤の投薬によって予防することが必要になります（北海道大学病院の対応例）

が高いと考えて，注意が必要です．

4）BOPに影響する因子

喫煙は，BOP（＋）をマスク（潜在化）するといわれています．一般に喫煙者はプラークが付きやすいので，プラークコントロールや治療効果の判定に十分に注意することが重要です．

抗凝固薬，アスピリン，ニフェジピン（歯肉増殖の結果，炎症を起こす），ワーファリンなどの薬剤を服用している患者，さらに高血圧の患者は，プロービング時に出血しやすい場合があります．このような患者では，問診で服薬の有無と，その内容をよく確かめる必要があります．

プロービングに関わらず，自然出血している場合も見逃してはいけません．特に，持続的あるいは間欠的な自然出血の場合には，白血病などの血液疾患や抗血液凝固剤の使用，肝疾患や消化器疾患など，全身疾患の存在が考えられます．

5）プロービングで考慮すべき症例（図15-4）

プロービング時に菌血症を生じる場合がありますので，細菌性心内膜炎，大動脈弁膜症，チアノーゼ性先天性心疾患の既往を持つ患者や人工心臓弁などを最近装着した患者には注意が必要となります．問診などでよく聞き出して，プロービング前に感染対策の必要性について十分に医科の担当医と相談して，もし感染対策が必要な場合には，投薬などの処置を行った後にプロービングすることが大切です．加えて抗生剤を投薬するときには，患者の年齢，体重さらに内臓の機能等を考慮する必要があり，マニュアル通りの投薬では対応できない場合もあります．著者の臨床経験では，例えば70代女性，三尖弁閉鎖不全および僧帽弁狭窄症の患者に対しては，通法の投薬量の半分の投薬量の指示が出た例があり，他にも10代後半男性，体重34kg，僧帽弁閉鎖不全症ならびに心室中隔欠損心内修復術後の患者には，通法の投薬量の2/3の指示が出た例などがありますので，投薬量についても確認することが大切であると思われます．

(北海道大学大学院 歯学研究科 口腔健康科学講座　齋藤恵美子)

参考文献

1）加藤 熙 編：新版 最新歯周病学．医歯薬出版，東京，2011，84
2）日本歯周病学会 編：歯周病の検査・診断・治療計画の指針2008．医歯薬出版，東京，2008，2．
3）吉江弘正ほか 編：臨床歯周病学．医歯薬出版，東京，2014，31．

Q16 エックス線写真から何がわかるのか？

エックス線写真は，歯周病の診査において歯槽骨の喪失，歯根の長さや形態，咬合の影響などといった，歯周組織の破壊の程度や原因を評価するために利用されます．さらに規格化したエックス線写真を比較して治療効果の評価にも利用されます．歯科では，一般にデンタルエックス線写真，オルソパントモグラフさらに近年，歯科用コーンビーム CT（CBCT）によって検査を行います．したがって，それぞれの特徴を理解して診査することが重要です．

1）エックス線写真の読影項目とポイント

（1）歯槽骨の吸収

歯槽骨頂の位置から，水平性骨吸収（図 16-1a）の全体の骨レベルを把握できます．垂直性骨吸収（図 16-1b）を伴う場合には，骨吸収の形態を読み取ります．近遠心的な骨吸収は把握することが比較的容易ですが，頬舌的な骨吸収は把握することが困難なこともあります．このような場合はエックス線写真のほかに，プロービングポケットデプス等の結果と照らし合わせて読み取り，特に残存骨壁の推測や垂直性欠損の幅についても評価します．骨壁が 3 壁性の場合や欠損の幅が狭いときは，歯周治療が奏功して歯周組織の再生が生じやすくなると考えられます（図 16-2）．一方，水平性や欠損の幅が広い場合は，再生が得にくい傾向があります．骨吸収が根尖付近まで及ぶ場合には，電気歯髄診断器を用いて診査を行い，もし生活歯の場合には根尖周囲組織は健康であると推定します．

歯周病の急性化が認められる部位は，慢性化をはかって歯周治療を行うと大きく改善することがあるので，急性期の骨吸収の大きさの判定は慎重に行う必要があります．

（2）歯根膜腔，歯槽硬線および病変

歯根膜腔の拡大（図 16-3）や歯槽窩壁の歯槽硬線の消失または肥厚は，咬合性外傷を疑いま

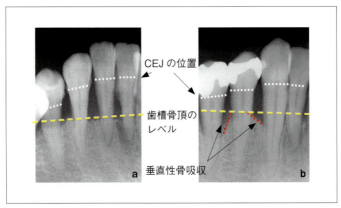

図 16-1　水平性骨吸収と垂直性骨吸収
　a：水平性骨吸収の例．歯槽骨が吸収して，歯槽骨頂の位置が水平的なレベルにみえる．
　b：垂直性骨吸収の例．歯槽骨の吸収が均等に進まない場合にみられる．全体的に歯槽骨頂も吸収していることに注意する

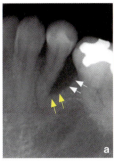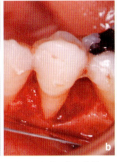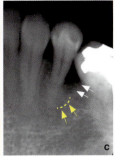

図 16-2 垂直性骨吸収部の治癒（垂直性骨吸収の1例）
　a：左下5の遠心に垂直性の骨欠損がみられる．プロービング検査などと合わせて欠損部の底部付近は3壁性（黄色矢印）で，骨頂付近は2壁性（白色矢印）の骨欠損．
　b：歯周外科処置時．
　c：歯槽骨の再生は，欠損周囲に骨が残存していた部位（3壁性：黄色矢印）に多くみられる

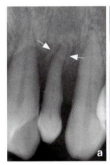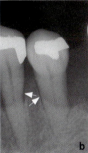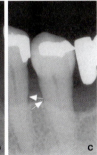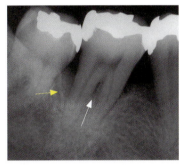

図 16-3 歯根膜腔の拡大
　a：左上2は歯槽骨の吸収が進み，歯の支持組織量が減少したため生じた2次性咬合性外傷によって，歯根膜腔の拡大がみられる（矢印部）．
　b：左下4，5に歯根膜腔の拡大がみられる（矢印部）．
　c：早期接触部の咬合調整を行った結果，左下4，5に歯根膜腔の拡大に改善がみられる（矢印部）

図 16-4 根分岐部病変
　右下6の根分岐部病変（白色矢印）．遠心根の遠心部に垂直性骨吸収を伴う場合には，遠心根の根分岐部病変の有無について注意深く診査を行うことが大切である（黄色矢印）

図 16-5 縁下歯石の沈着
　a：右下1，2の根面に歯石の沈着を認める（白色矢印）．
　b：SRP後の右下1は歯石が除去されているが（黄色矢印），右下2にはまだ歯石の沈着がみられる（白色矢印）．右下2の歯石の取り残しは，再度SRPを行って除去した

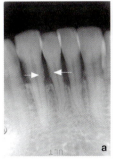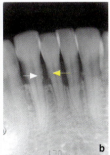

す．根尖部の病巣や歯根破折などに伴う骨吸収が不明瞭な場合，歯根膜腔と骨吸収像が重なって歯根膜腔が消失してみえることがあるので，骨吸収像ではなく，歯根膜腔をなぞって，その連続性がなくなるかどうかで判読できることがあります．

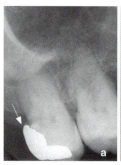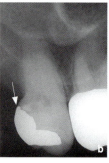

図16-6 マージンが不適合の修復物
　a：右上7のODインレーの遠心マージンが不適合で，口腔清掃を困難にする原因となっている（白色矢印）．
　b：ODインレーのマージン部のすり合わせを行って，口腔清掃を容易にした（白色矢印）

(3) 歯根の形態と歯石の沈着

歯槽骨に囲まれた歯根の長さや形態は歯周支持組織の量と関係があり，歯冠−歯根比は咬合の負担能力に関係があります．動揺度や咬合様式，ブラキシズムの有無や程度などと照らし合わせて，咬合調整，暫間固定の必要性，さらに修復補綴処置を選択します．

根分岐部病変は，骨吸収の程度（Tarnowの分類），プロービングポケットデプス（Lindhe, Ramfjördの分類），あるいは両方（Glickmanの分類）をもちいて分類しますが，通常の条件で撮影されたエックス線写真で判読が困難なときには，近心もしくは遠心投影を行うと状態の把握に役立つ時もあります．治療方法を立案するときにはエックス線写真をもとにセメントエナメル境（CEJ）から根分岐部までの距離，歯根の離開度と彎曲の程度，骨吸収の程度などを読み取り，加えてプロービングポケットデプス，口腔前庭の深さ等の結果と照らし合わせて評価します（図16-4）．根面に沈着した歯石（図16-5）は，隣接面の歯石の取り残しの確認にも使用でき，治療後には確実になくなっている必要があります．

(4) 齲蝕・修復物の状態

齲蝕は，歯肉縁下齲蝕や根面齲蝕の判読にも使用します．また修復物の状態の評価にも使用します（図16-6）．エックス線写真は，初診時の診断のほかに治療効果の判定，メインテナンス期には病状の安定の評価として使用します．同一部位を継時的に比較する場合には，画像の統一性が求められます．デンタルエックス線写真では，規格写真の撮影なども行われています．

2) デンタルエックス線写真，オルソパントモグラフ，歯科用コーンビームCTの特徴

(1) デンタルエックス線写真

歯槽骨の吸収，歯根膜腔の観察などの細部の観察に適しています．全顎を撮影する場合，10枚法，14枚法などがあります．

(2) パノラマエックス線写真

全体像を観察するのに適しており，上顎・下顎・歯・顎関節・上顎洞の観察に使用します．歯については，位置・萌出方向・歯冠形態・歯根形態・歯槽骨頂のラインの観察に適しています

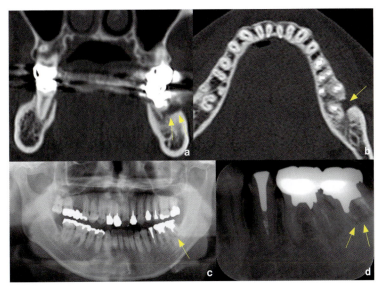

図 16-7 骨吸収病変が頬側にある症例
　CBCT の場合，左下 7 頬側に骨吸収が明瞭であるが（**a**，**b** の黄色矢印），パノラマエックス線写真（**c** の黄色矢印）およびデンタルエックス線写真（**d** の黄色矢印）では，明瞭に観察できない

が，上下顎とも前歯部はディテールがぼけた像となりやすく，臼歯部では隣同士の歯が重なることがあります．歯周診査の場合，パノラマエックス線写真では歯槽骨や歯根膜が不明瞭になりやすいので，必要に応じてデンタルエックス線撮影を行って，併用すると良いでしょう．

(3) デジタルパノラマエックス線写真

　近年，検出器にカドミニゥムテルル（CdTe）を用いた，フォトンカウンティング型の高感度検出器を用いたデジタルパノラマエックス線写真が開発されました．これは，パノラマエックス線撮影にトモシンセシスやエネルギー解析といった新しい機能を持たせることによって，従来の欠点を改良しています．トモシンセシス法によって前歯でも根尖まで明瞭に描出でき，臼歯部の重なりを解決できる再構成が可能になってきました．またパノラマ撮影の等価線量は，口内法撮影 1 枚とほぼ同等の 10 マイクロシーベルト（μSv）と見積もられていますので，今後の発展が注目されます．

(4) 歯科用コーンビーム CT（CBCT）

　歯科用コーンビーム CT は，撮影領域の顎顔面をあらゆる方向から断面写真を構成して観察することができます．たとえば，パノラマエックス線像と同じ画像を再構築することもできます．さらに 3 次元に再構成を行うことによって，従来の方向では観察できなかった頬舌方向の骨欠損や，上顎大臼歯等の分岐部病変の診断にも使用できます（図 16-7）．しかし，CBCT 撮影によるエックス線の被曝は，同じ範囲をパノラマ装置で撮影した場合の数十倍になることと，コスト面でも負担が大きいのが現状といえます．

（北海道大学大学院 歯学研究科 口腔機能学講座　齋藤　彰）

参考文献
1) 加藤　熙 編：新版 最新歯周病学．医歯薬出版，東京，2011，88〜90．
2) 吉江弘正ほか 編：臨床歯周病学．医歯薬出版，東京，2014，31〜34．

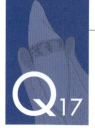

Q17 予後の判定基準
—どの歯を残し，どの歯を抜歯する？

1. 予後とは

　予後とは，治療の経過，結果およびその持続性を予測，推測することです．通常，予後は診断や治療計画を立案する時点で行われます．また，治療（歯周基本治療や歯周外科治療）後の再評価でも，予後の判定を再検討します．予後の判定は，患者の全身的，口腔内の既往歴，臨床症状，原因，患者のコンプライアンスなどに基づいて検討します[2]．

2. 予後に影響を及ぼす因子 [1, 2]

1）患者のコンプライアンス

　コンプライアンスとは，天然歯を維持することへの希望，良好な口腔清掃状態を維持しようとする意欲や能力，定期的なメインテナンスに応じることなど．

2）予後に影響する全身的な因子

（1）喫煙（Q13 を参照）

　喫煙者は，非喫煙者に比べ2～9倍で歯周炎の罹患率が高く，歯周炎の進行と歯槽骨の吸収が非喫煙者に比べて多い．

（2）糖尿病（Q11，35 を参照）

　歯周炎罹患率が高く，アタッチメントロスが大きい．

（3）全身疾患

　白血球機能障害，Papillon-Lefèvre症候群，Down症候群，免疫機能障害など．

3）予後に影響を与える局所的因子

（1）深い歯周ポケット

　深い歯周ポケットは感染源であり，アタッチメントロスを助長する．

（2）歯槽骨の状態

　歯槽骨の吸収量が多く，吸収が速い（侵襲性歯周炎）ほど予後不良．骨縁下欠損の残存骨壁が1壁性よりも2壁性，3壁性と骨壁数が多いほど予後良好．

（3）動揺

　歯周炎により付着の喪失や歯槽骨の吸収が生じて，歯を支持する歯根膜の量が減少すると歯の動揺は増加する．咬合性外傷や炎症により歯根膜や歯肉の線維が変性し，質的に低下しても歯の動揺は増加する．動揺が大きいほど予後不良．

（4）根分岐部病変

　病変が根分岐部まで深く進行している3度の場合，解剖学的複雑性からプラークコントロールや器具の到達が困難になり，予後不良．

表17-1 歯周治療初期における抜歯の判断基準[1]

1.	対症療法を行っても，過度の動揺により痛くて咬めない結果，回避性咀嚼を行ってしまう場合
2.	十分なデブライドメントができない，あるいは暫間固定ができないほど進行した歯周炎
3.	治療中頻繁に急性膿瘍が生じ，広範囲の歯周組織の破壊の原因となる可能性がある場合
4.	どのような治療計画を立案したときにも，利用価値が見出せない場合

表17-2 暫間的に保存し，歯周治療後期に抜歯を行うための判断基準[1]

①	臼歯部咬合高径を維持している場合 →プロビジョナル・レストレーションによって置き換えられた後に抜歯
②	臼歯部の咬合高径を維持しており，かつ隣接領域にインプラントを埋入した後も機能している場合 →インプラントの上部構造が装着された後に抜歯
③	隣接領域の歯周外科を予定している場合 →予後不良歯は，隣在歯の歯周外科治療と同時に抜去

(5) プラーク付着因子

エナメルプロジェクション，歯間離開，歯列不正，歯根の近接，修復物のオーバーハングなど．

3. 抜歯か？保存か？

どの歯を残し，どの歯を抜歯するかを決定することは重要で，かつ難しいことが多く，判断に迷うことが少なくありません．保存か？抜歯か？を判断する指標の一つとして，「日本歯周病学会による抜歯の判断基準[1]」(表17-1，2) があります．保存や機能回復の望みがない歯に対しては，抜歯の必要性を患者に十分理解してもらうことが必要です．抜歯かどうか判断に迷う場合は，患者によって治療の反応が違ったり，セルフコントロールの意識の向上など，歯周基本治療後に再度評価を行い，予後を修正していくこともあります．

(しぶかわ歯科医院／東京歯科大学臨床教授 渋川義宏)

参考文献
1) 特定非営利活動法人 日本歯周病学会 編：歯周病患者におけるインプラント治療の指針2008．医歯薬出版，東京，2009，1～5．
2) 鴨井久一，山田 了，伊藤公一 編：標準歯周病学．医学書院，東京，2006．

Q18 歯が痛い，歯肉も腫脹，この歯には歯周治療？歯内治療？それとも全身的な病気？

1. 歯周領域における急性疼痛

　急性疼痛は，歯と歯肉の疼痛に大別されます．歯の疼痛には，歯内領域での急性歯髄炎，急性化膿性根尖性歯周炎，歯周‐歯内病変（上行性歯髄炎）などがあり，歯肉における疼痛には急性歯周膿瘍（急性歯肉膿瘍），歯冠周囲炎（智歯周囲炎），歯肉炎・歯周炎の急性発作などが挙げられます．歯が痛く，周囲の歯肉が腫脹しているケースの多くは，急性化膿性根尖性歯周炎または急性歯周膿瘍が疑われますが，治療にあたってはそれらの鑑別が重要となります（表18-1，図18-1）．

2. 急性歯周膿瘍と急性化膿性根尖性歯周炎

1）急性歯周膿瘍（図18-2，3）

　急性歯周膿瘍は，慢性炎症性病変である歯周炎が急性化し，膿瘍を形成した状態をいいます．膿瘍は歯周ポケットと交通しているものの，歯周ポケットの入り口（歯肉辺縁部）は閉鎖し，膿

表18-1　根尖性歯周炎と歯周膿瘍との鑑別

症　状	根尖性歯周炎 （急性化膿性根尖性歯周炎）	急性歯周膿瘍
原　因	歯髄壊死，不十分な根管処置	歯周ポケット内細菌
歯髄生活反応	−	＋，−
膿瘍の位置	歯肉歯槽粘膜境付近	歯肉辺縁部
歯周ポケット	±	＋＋＋
エックス線所見	根尖部に透過像	歯槽骨辺縁より連続した透過像

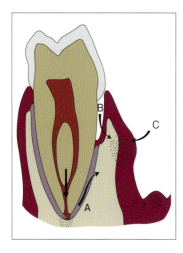

図18-1　膿瘍形成の原因
A：根尖部膿瘍（急性化膿性根尖性歯周炎）
根尖部歯周組織の炎症性変化を主体とした病変である．その大半は根管を経由した細菌感染である
B：歯周膿瘍
歯周組織に限局した化膿性炎症であり，炎症が歯根膜や歯槽骨にまで波及したものをいう
C：歯肉膿瘍
外部からの刺激，たとえば歯ブラシの外傷などが原因となり，歯肉組織に限局して発生した感染症

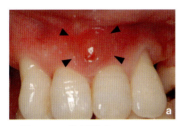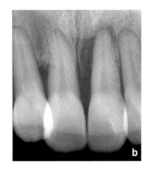

図 18-2　歯周膿瘍
　a：55歳，男性．上顎前歯部唇側歯肉の腫脹，疼痛を主訴に来院．⌊1 唇側歯肉に著しい発赤，腫脹および近心に9mmのプロービングデプスを認める
　b：エックス線所見では ⌊1 の近心部に歯槽骨辺縁から根尖に及ぶ透過像を認めるが，歯髄に生活反応を認めたことにより急性歯周膿瘍と診断

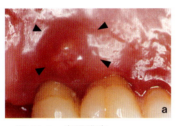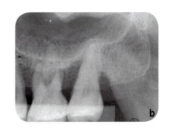

図 18-3　歯周膿瘍
　a：52歳，女性．上顎左側大臼歯部口蓋側歯肉に著名な発赤，腫脹および波動を伴う膿瘍を認める（矢頭）．⌊6 遠心部および ⌊7 近心部に7〜8mmのプロービングデプスを認める
　b：エックス線所見では，⌊6 7 部に歯槽骨辺縁から根尖側方向に連続した歯槽骨の吸収を認める．歯髄に生活反応を認めたことにより急性歯周膿瘍と診断

瘍部の組織内圧が亢進しています．臨床的に膿瘍部の腫脹，圧痛，自発痛を伴い，重度の場合には歯の挺出，動揺，咬合痛，打診痛，発熱，所属リンパ節の腫脹を認めます．また，膿瘍が自潰すると瘻孔を形成します．また，歯ブラシなどの外傷より感染し，歯肉部に限局して生じた膿瘍を歯肉膿瘍といいます．

2）急性化膿性根尖性歯周炎（図 18-4）

　重度う触による歯髄炎を放置し，歯髄壊死により生じる場合や不十分な根管処置により生じる場合が多く，症状は自発痛に加え打診痛，咬合・咀嚼時痛，歯の動揺，根尖部の圧痛などを自覚します．急性化膿性根尖性歯周炎は根尖孔付近の歯根膜に始まり，次いで歯槽骨内に拡延し，さらに歯槽骨骨膜下から歯肉内に膿瘍を形成してついに自潰し，瘻孔を形成して自然の排膿路を作って，慢性根尖性歯周炎へ移行する経過をたどります．

3）治療法

（1）急性歯周膿瘍の患者には，膿瘍部に波動を触知する場合には排膿路を確保し，局所の組織

Q18 歯が痛い，歯肉も腫脹．この歯には歯周治療？歯内治療？それとも全身的な病気？

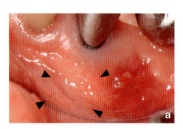
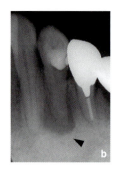

図18-4 急性化膿性根尖性歯周炎
　a：51歳，女性．下顎左側小臼歯部歯肉の腫脹，自発痛，咬合痛を主訴に来院．└4 5 ̄部頬側歯肉に発赤，根尖相当部歯肉に腫脹，圧痛を認めるが波動は触知しない．プロービングデプスは3〜4mm程度である
　b：エックス線所見では，└4 ̄の根尖部にエックス線透過像を認める．歯髄に生活反応が認められないため，急性化膿性根尖性歯周炎と診断

内圧を軽減することで疼痛を緩和させます．膿瘍の形成部位が歯肉辺縁に近い場合には，歯周ポケット内にキュレット型スケーラーを挿入し，膿瘍部の掻爬を行い炎症性組織を除去するとともに，徹底した洗浄により膿瘍部の内容物を排出させます．逆に，膿瘍の形成部位が歯肉辺縁から離れていて，膿瘍部に波動を触知する場合には，膿瘍の底部（歯根面や骨膜）まで達する切開を行い排膿を図り，十分な洗浄を行います．また，必要に応じて抗菌薬，抗炎症薬，鎮痛薬，洗口剤の投与，ときには局所薬物配送システム（LDDS）を応用することもあります．なお，歯の動揺，挺出による咀嚼障害や咬合性外傷が認められる場合には，暫間固定や咬合調整を行います．

　急性化膿性根尖性歯周炎には，歯根膜期，骨内期，骨膜下期，粘膜下期の各段階がありますが，基本的には感染根管治療による根管を通じて排膿を図ります．根尖部付近の歯肉に腫脹が限局し，波動が触れる場合，切開によって排膿を図る場合もあります．また，咬合痛が強い場合や歯の動揺が大きい場合には，咬合調整や暫間固定を行います．さらに，必要に応じて抗菌薬，抗炎症薬，鎮痛薬の投与を行います．

3. 鑑別を必要とする疾患

1）歯根破折

　失活歯で残存歯質が菲薄なケースや太く長いポストが入っているケースなど，しばしば歯根が縦破折を起こすことがあります．縦破折では破折線に沿って深い歯周ポケットが存在し，膿瘍を形成することがあり，歯内-歯周疾患との鑑別診断が必要な場合があります．

4．壊死性潰瘍性歯肉炎 [3]

1）病因と病態

　歯肉組織，特に歯間部歯肉が壊死に陥り，黄白色あるいは灰色の偽膜に被覆された潰瘍形成と

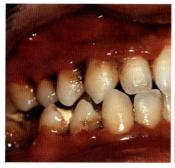 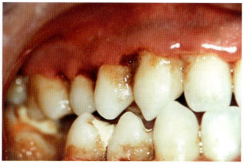

図 18-5　壊死性潰瘍性歯肉炎　　　同拡大像
（図 18-2〜5 の写真は，山田　了名誉教授（東京歯科大学）のご厚意による）

激しい疼痛を伴います．重篤になると全身倦怠感，発熱，リンパ節の腫脹，強い口臭を伴うことがあります．発症には精神的ストレス，免疫力低下，栄養不良などが関与していると考えられており，HIV（ヒト免疫不全ウィルス）感染者や白血病患者にも認められ，喫煙が深く関与しているともいわれています．また，病変部には *Prevotella intermedia*，*Fusobacterium nucleatum*，およびスピロヘータが多く分離されており，これらの細菌の関与が指摘されています（図 18-5）．

2）治療

病因不明のため，対症療法が主体となります．初診来院時には患部の洗浄にとどめ，ブラッシングが困難であるためクロルヘキシジン洗口剤の使用を勧め，安静に過ごすように指示します．必要に応じて抗菌薬の局所投与または全身投与を行います．2 回目以降の来院時に疼痛が軽減されたなら，ブラッシング指導（軟毛・弱圧），スーリング・ルートプレーニングを開始します．これらの処置により完治する症例もあれば，全身疾患や免疫力の低下を伴うような症例では完治が難しいこともあり，治療に関しては多くの問題点があるのが現状です．

（しぶかわ歯科医院／東京歯科大学臨床教授　**渋川義宏**）

参考文献
1）須田英明ほか 編：改訂版 エンドドンティクス 21．永末書店，京都，2001，178〜180．
2）石川　烈ほか 編：歯周病学．永末書店，京都，1996，135〜136．
3）吉江弘正ほか 編：臨床歯周病学．医歯薬出版，東京，2007，132〜141，356〜357．

Q19 歯周病原細菌検査，歯周病原細菌に対する抗体価検査とは？

1. 歯周病原細菌検査とは

　歯肉縁下プラークや刺激唾液から，歯周病原細菌（*Porphyromonas gingivalis, Tannerella forsythia, Prevotella intermedia, Treponema denticola, Aggregatibacter actinomycetemcomitans, Eikenella corrodens* など）を検出する検査です[1,2]．

1）どのような症例で細菌検査が必要なのでしょうか？

　従来の機械的プラークコントロールでは十分な治療効果が得られない慢性歯周炎，侵襲性歯周炎患者が対象となります．通常の機械的プラークコントロールを主とする治療では，総菌数を減らすことによって多くの歯周炎は進行のコントロールが可能です．しかし，一部にプラークコントロールの反応が悪い難治性の症例が存在します．その理由として，細菌が歯周組織中に入り込んでいる場合，全身疾患など何らかの理由で免疫力が低下している場合，感染力の強い細菌が関与している場合などが考えられます．このようなケースでは，特定の細菌が関与している可能性があり，その細菌を同定するために細菌検査が有用です．さらに，抗菌療法（経口投与，ポケット内投与）を応用する場合は，適切な抗菌薬の選択や応用した抗菌療法の効果を判定するために，必要に応じて細菌検査を行うのが望ましいといえます．また，患者への動機づけ効果，リスク評価，SPT におけるリコール間隔の決定にも利用されます[1]．

2）サンプリング法

(1) 歯肉縁下プラークを採取する方法

　歯肉縁下プラークをペーパーポイントで採取する方法で，重症部位あるいは根分岐部病変などの歯周ポケットから採取する歯，部位レベルの診断法です．採取部位の評価ができるので，治療効果の判定に適しています．

　また，1/4 顎より選択した 4 部位の歯周ポケットから一括して採取する患者（個人）レベルの診断法などがあります．

(2) 唾液を採取する方法

　ガムを 5 分間噛むことによる刺激唾液を採取する方法で，患者（個人）レベルの診断法です．

　(1)，(2) より採取したサンプルを検査機関（ビー・エム・エル，ジーシーなど）に依頼して，PCR 法により歯周病原細菌の検出および細菌数を測定します．

(3) 酵素活性測定法

　Porphyromonas gingivalis, Tannerella forsythia, Treponema denticola が産生するトリプシン様酵素の活性を呈色反応で測定する方法です．キットとして，ペリオチェック（サンスター社），バナペリオ（白水貿易）があり，チェアサイドで短時間に判定することができます．

2．歯周病原細菌に対する抗体価検査

　歯周病原細菌に対する血清中のIgG抗体価を測定します．歯周病原細菌に対する血清抗体価の上昇は，かつて細菌感染が生じていた，あるいは測定時も感染が生じていることを示しています[2,3]．歯周治療に伴い歯周病原細菌が歯周ポケット内より減少することにより，一般的にはIgG抗体価も減少します．肘正中静脈より血液を採取する方法や，指先を穿刺して血液を採取する指尖血検査法（サンスター）があります．

3．抗菌薬の選択にあたって

　細菌検査の結果を参考にして，テトラサイクリン系，ペニシリン系またはセフェム系，マクロライド系，ニューキノロン系から選択します．β-ラクタム系抗菌薬は，*P. gingivalis*，*F. nucleatum*，*P.intermedia*，*P. nigrescens*，*T. forsythia* などの偏性嫌気性グラム陰性桿菌に対して，他の系統の抗菌薬と比べて高い抗菌力を示すことや，*A. actinomycetemcomitans* に対して，キノロン系抗菌薬と比較してやや低い抗菌力を示すものの，バイオフィルム形成時の初期過程に関与している菌に対しても高い抗菌力を示すことから，歯周病に対する抗菌療法の候補として望ましいと考えられます[1,4]．キノロン系抗菌薬は，*A. actinomycetemcomitans* の感染がみられる場合に候補となります[5]．マクロライド系抗菌薬は，*P. gingivalis* に対して強い抗菌力を示すものの，β-ラクタム系抗菌薬と比較すると抗菌力は低いことが報告されています[4,5]．しかし，マクロライド系抗菌薬は組織移行性に優れ[6,7]，バイオフィルムの形成抑制作用があることが報告されています[8,9]．

（しぶかわ歯科医院／東京歯科大学臨床教授　渋川義宏）

参考文献
1) 特定非営利活動法人 日本歯周病学会 編：歯周病患者における抗菌療法の指針2010．医歯薬出版，東京，2011，56〜59，64．
2) 特定非営利活動法人 日本歯周病学会 編：歯周病の検査・診断・治療計画の指針2008．医歯薬出版，東京，2009，1〜5．
3) Murayama, Y, Nagai, A, Okamura, K, Nomura, Y, Kokeguchi, S, Kato, K.：Serum immunoglobulin G antibody to periodontal bacteria. *Adv. Dent. Res*., **2**：339〜345, 1988.
4) 前田　亮，石原和幸，穂坂康朗，中川種昭：歯周病関連細菌に対する各種抗菌剤の抗菌力について．日歯周誌，**47**（3）：146〜152，2005．
5) 江口　徹，清水康光，古畑勝則，福山正文：口腔内細菌に対するニューキノロン系およびマクロライド系抗菌剤の効果．感染症誌，**76**：939〜945，2002．
6) 佐々木次郎，金子明寛，太田嘉英：歯科・口腔外科領域の感染症に対する azithromycin の臨床的検討．日化療会誌，**43**：339〜354，1995．
7) 飯野史明，大島朋子：Porphyromonas gingivalis 産生 biofilm の特性および抑制物質の検討．日歯保存誌，**46**：904〜915，2003．
8) Yasuda H, Ajiki Y, Koga T, Kawada H, Yokota T.：Interation between biofilms formed by Pseudomonas aeruginosa and Clarirhromycin. *Antimicrob Agents Chemother*, **37**：1749〜1775，1993.
9) Ozeki M, Miyamoto N, Hashiba M, Baba S.：Inhibitory effect of roxithromycin on biofilm formation of Pseudomonas aeruginosa. *Acta Otolaryngol*（Stockh）. **525**：61〜63，1996

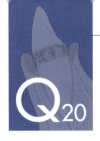

Q20 その他の検査とは？

口腔粘膜細胞診

　口腔に生じる粘膜疾患の変化は，歯周病を含めて口腔粘膜の重層扁平上皮と歯肉固有層の結合組織の成分の変化として捉えることができます．このような口腔粘膜は，他の臓器が年を重ねると変化していくように，口腔粘膜も加齢変化を示します．たとえば，粘膜上皮は薄くなり，粘膜固有層の結合組織の弾性線維は減少するため，外界の刺激に対してびらんや潰瘍を形成しやすくなります．唾液腺は萎縮と間質の線維が増えて，唾液量が減少して口腔内乾燥や自浄性の低下から，褥瘡や痂皮など炎症性変化が目立ってきます．さらに，口腔粘膜に生じる扁平上皮癌などの悪性腫瘍やその境界病変と考えられる上皮異形成症などの発生頻度も高くなってきます．

　そこで最近では，口腔粘膜の異常がみつかった場合，これまでのように組織の一部を採取して病理組織学的に検査していた組織診（生検）を行う方法以外に，粘膜表面を擦過あるいは穿刺して細胞を採取する細胞診という方法が注目されています．生検などの組織診では，組織採取に際して患者さんは痛い思いをするだけでなく，生体の侵襲を受けてしまいますし，標本作製にも時間がかかります．したがって，標本作製に短時間でおよその検討をつけることができるスクリーニング的な検査法として細胞診を応用すると，歯周病などの粘膜の異常もある程度捉えることができるといわれています．この検査法の応用は，歯周病を患いやすい認知症患者さんや要介護の高齢者など，特に訪問歯科診療の現場で貢献できると考えられます．

　ここではその一例として，舌下部に生じたアフタ性口内炎の例を示します（図20-1）．標本採取は，サイトブラシと呼ばれる専用のブラシや歯間ブラシ，綿棒などを用いて病巣中央部から何度か擦過して採取し，これをスライドグラス上に転がすように塗抹させて，Papanicolaou染色による作製を行う場合は，95％アルコール固定する（塗抹標本）か，液状検体として専用の固定液に入れていずれも湿潤固定を行います（液状化検体細胞診[1]）（図20-2）．さらに，May-Giemsa染色を行う場合は，冷風で乾燥固定標本とします．これらのガラス標本にそれぞれの染色を施して顕微鏡で観察し，個々の細胞の異型性や炎症の有無などを検索します（図20-3）．アフタ性口内炎の場合，白血球などの炎症性背景と呼ばれるなかに角化細胞がみられます．これらの細胞に軽度な細胞異型（核腫大，大小不同，クロマチン増量など）があっても特に変化がない場合は，悪性はないという判断が出されます．細胞診は確定的ではなく診断補助としてのスクリーニングの域をまだ脱していませんが，専門医療機関などで生検をする場合とは異なり，一般診療所では早期発見として有効な手段の一つと考えられます．

　以上，紹介した細胞診による検査法は標本採取にある程度の熟練が必要ですが，チェアサイドで可能ですし，専門の器具を必要としません．しかし，標本採取後は速やかに専門医療機関との連携が必要になりますので，地域連携としての拠点となるような専門医療機関との情報提供等事前の打合せは必要です．

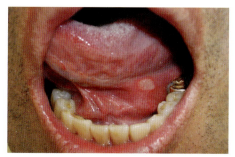

図 20-1　アフタ性口内炎

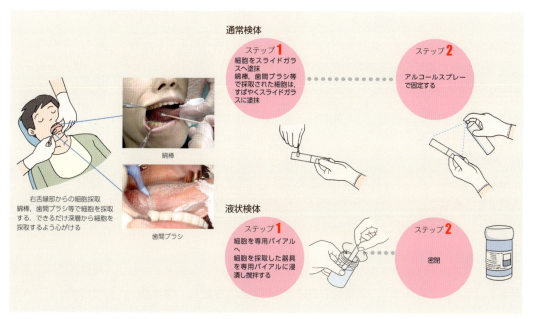

図 20-2　細胞診における細胞採取の実際[1]

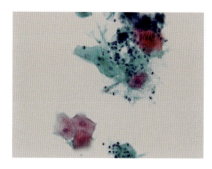

図 20-3　細胞診（Papanicolaou 染色）

（朝日大学歯学部口腔病理学　永山元彦）

引用文献

1) 柴原孝彦ほか 著：かかりつけ歯科医からはじめる口腔がん検診 Step1・2・3. 医歯薬出版，東京，2013，59 〜 60.
2) 武藤晋也 監修：日常臨床の疑問に答えます Q&A70　いまさら聞けない！でもしっておきたい歯科医療の基礎知識. 医歯薬出版，東京，2011，134 〜 135.

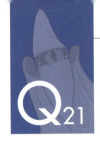

Q21 治療計画はどのように立案するの？

1. 治療計画の立案について

診断結果に基づき，予後を推定して患者の主訴や希望，術者の技術力などを統合して治療計画や治療順序を立案します．歯周治療の標準的な進め方を**図 21-1** に示します．

1) 歯周基本治療（原因除去療法）

歯周病の病因因子とリスクファクターを排除して歯周組織の炎症を改善し，その後の歯周治療の効果を高める基本的な原因除去治療です．プラークコントロール，スケーリング・ルートプレーニング，プラークリテンションファクターの除去，咬合調整，暫間固定，抜歯などからなります．さらに，全身性因子（糖尿病など）や生活習慣（喫煙，食生活など）の管理，指導も併せて行うことが必要です．

2) 再評価検査

歯周基本治療に対する歯周組織の状態を把握し，予後の判定と治療計画の修正に役立てます．歯周基本治療によって改善しない場合は，その原因を再検討する必要があります．また，歯周外科治療をどのような順序で進めていくかを検討して，治療計画をより適切なものに修正します．

3) 歯周外科治療

歯周基本治療では除去できない原因因子や炎症を外科的に除去することで，歯周組織の治癒や再生を得るために行います．組織付着療法，歯周組織再生療法，切除療法，歯周形成手術に大別されます．

4) 再評価検査

検査後，治療効果が十分でない場合はその原因を分析し，歯周基本治療や歯周外科治療を再度行うか，さらに咬合性外傷の治療を行うかなどを検討します．

5) 口腔機能回復治療

歯周病によって失われた口腔の機能（咬合・咀嚼，審美，発音機能等）を回復する治療です．咬合治療，修復・補綴，歯周補綴，歯周－矯正治療，インプラント治療などが含まれます．その際，①清掃しやすいか，②個々の歯に加わる力が適切にコントロールされているかなどをチェックします．

6) サポーティブ ペリオドンタル セラピー（SPT）移行前の再評価検査

再度，歯周基本治療や歯周外科治療を行う必要があるかを判定します．必要がない場合には病状安定か治癒かを判定し，SPT またはメインテナンスに移行します．

7) サポーティブ ペリオドンタル セラピーとメインテナンス

サポーティブ ペリオドンタル セラピーは，歯周基本治療，歯周外科治療，口腔機能回復治療により，病状安定となった歯周組織を維持するための治療であり，口腔衛生指導，専門的・機械的歯面清掃（PMTC），スケーリング・ルートプレーニング，咬合調整，ポケット内抗菌薬投与

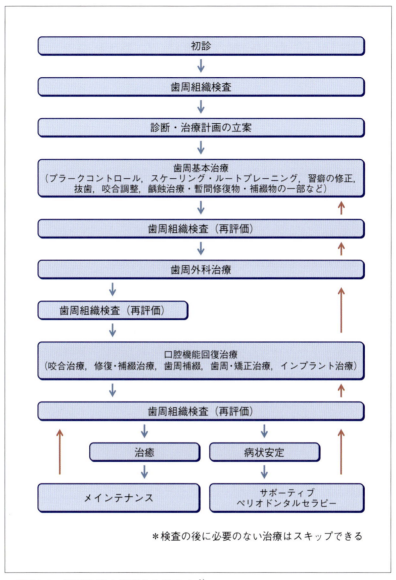

図 21-1 歯周治療の標準的な進め方[1]

（LDDS）などからなる包括的治療です．メインテナンスは，歯周治療により治癒した歯周組織を，長期間維持するための健康管理です．歯周病の再発を防ぐためにも，定期的なメインテナンスは必須となります．

（しぶかわ歯科医院／東京歯科大学臨床教授　**渋川義宏**）

参考文献
1) 特定非営利活動法人 日本歯周病学会 編：歯周病の診断と治療の指針 2007．医歯薬出版，東京，2007．
2) 特定非営利活動法人 日本歯周病学会 編：歯周病の検査・診断・治療計画の指針 2008．医歯薬出版，東京，2009．

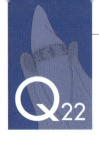

Q22 歯周基本治療の進め方とは？

1. 歯周基本治療の進め方[2)]

　歯周基本治療では，炎症性因子（細菌性プラーク）と外傷性因子（外傷性咬合）のコントロールを行うことで，歯周組織破壊を阻止することが重要となります．プラークコントロール，スケーリング・ルートプレーニング，プラークリテンションファクターの除去，咬合調整，暫間固定，抜歯などからなります．さらに，全身的因子（糖尿病など）と患者の生活習慣（喫煙や食生活など）を含む患者背景も考慮する必要があります．歯周病に対する感受性は，長期にわたる歯周病治療の進行速度に影響を与えます．また，全身状態の把握は，歯周治療への反応性のみならず，歯周病の全身への影響を予測するためにも大切です．

1) 炎症に対する治療

　歯肉縁上のプラークコントロールに対しては，ブラッシングによるセルフケアとPMTCによるプロフェッショナルケアが挙げられます．歯肉縁下に対しては，物理的な方法として手用スケーラーや超音波スケーラーによるスケーリング・ルートプレーニングが主体となります．また，抗菌薬を有効に使用することも重要です．

①ブラッシング

　セルフケアによるブラッシングの習慣と技術を習得します．一般的に歯ブラシの毛先を用いる方法（スクラッビング法，バス法など）を指導します．さらに，歯間ブラシやデンタルフロスなどの補助的刷掃用具も併用し，O'Leary のプラークコントロールレコード（PCR）で 20% 以下に維持することを目標とします．

②スケーリング・ルートプレーニング

　スケーリングとは，歯に付着した歯肉縁上および歯肉縁下のプラーク，歯石，その他の沈着物をスケーラーを用いて機械的に除去することです．ルートプレーニングとは，ポケット内歯根面の細菌やその代謝産物を含む病的な歯質（主にセメント質）をスケーラーを用いて除去し，生物学的に為害性のない滑沢な歯根面を作り出し，歯肉と歯根面の付着を促します．

2) 咬合調整

　歯周病患者における歯の動揺は，炎症の除去（プラークコントロールとスケーリング・ルートプレーニング）によって減少することがあります．炎症が消退することによって歯は正常な位置に戻ることがあるので，炎症の強い時期の精密な咬合調整はあまり意味がありません（図22-1, 2）．したがって，咬合調整を必要とする場合でも，基本的な治療が終了するまでは大きな咬頭干渉による咬合調整は行いますが，精密な咬合調整は控えるべきでしょう．咬合調整で動揺はある程度減少しますが，根本的な歯周炎の治療とはならず，歯周炎による動揺のある場合では炎症の除去（プラークコントロールとスケーリング・ルートプレーニング）が優先されます．歯周膿瘍などの急性症状や早期接触，外傷性咬合などの疼痛による回避性咀嚼など，咬合機能障害

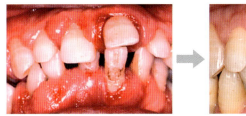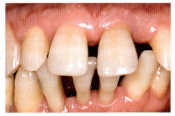

図 22-1 左：初診時．歯肉に発赤，腫脹，出血，排膿がみられ，強度の炎症所見がみられる．上下顎前歯部に唇側傾斜（フレアーアウト）がみられる

右：歯周基本治療後．炎症の消退に伴って，フレアーアウトの改善傾向がみられる

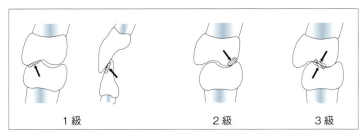

図 22-2 咬頭嵌合位の咬合調整[1]
早期接触部位を Jankelson の分類に応じて削合する（アンダーラインは削合部）
1級：上顎臼歯の頰側咬頭舌側斜面と下顎臼歯の頰側咬頭頰側斜面の早期接触
　　　下顎前歯の唇面斜面と上顎前歯の舌側斜面の早期接触
2級：上顎臼歯の舌側咬頭舌側斜面と下顎臼歯の舌側咬頭頰側斜面の早期接触
3級：上顎臼歯の舌側咬頭頰側斜面と下顎臼歯の頰側咬頭舌側斜面の早期接触

が認められる場合には，咬合調整や暫間固定，抗菌薬の投与などを優先します．

3）暫間固定とプロビジョナルレストレーションによる固定[2]

　炎症に対する治療のあとに歯の動揺がある場合，暫間固定を行って固定の方法や範囲を検討します．永久固定を行う場合，特に歯周組織破壊が進行している症例では，残存歯の支持力が減少しており，炎症が再発しやすい可能性があります．そのため，修復・補綴物が炎症や咬合性外傷の原因とならないかを経時的な検査から診断する必要があります．このような場合，プロビジョナルレストレーションを作製して，修復・補綴物の形状や固定の範囲などを検討し，動揺の大きな歯であっても良好にメインテナンスできるかを評価します．プロビジョナルレストレーションによる固定は，暫間的に咬合や審美性を回復するだけでなく，咬合，清掃性，咬合性外傷を長期的に評価するために行います．

（しぶかわ歯科医院／東京歯科大学臨床教授　**渋川義宏**）

参考文献
1）山田 了ほか編：標準歯周病学 第4版．医学書院，東京，2006，300〜313．
2）特定非営利活動法人 日本歯周病学会 編：歯周病の検査・診断・治療計画の指針2008．医歯薬出版，東京，2009．

Q23 動機づけとは？ 患者教育を確立するためにはどうすればよいか？

　動機づけ（モチベーション）とは，患者が，自身の口腔の健康を獲得して維持していくことが大切であることと認識して，そのためには口腔清掃をしっかりと行うべきであるという意識を持たせることです．一度動機づけが得られても，時間の経過で薄れていったり，旅行，行事や入院などの事情でいったん歯磨きの習慣が中断したあとに，ブラッシングしなくなる場合もあるので動機づけを繰り返し行うことがポイントになります．

1. 歯周治療の流れに応じた動機づけ

1) 病状の説明を行う時

　患者が自分の口腔内の状況をよく理解することが重要です．たとえば，鏡や患者自身の口腔内写真を用いて歯肉の状態や縁上歯石を説明します．もし出血や排膿があれば見せて状態を詳しく説明しましょう．臨床的に正常な写真と比べることも，現状を把握しやすくなります．

　また，プロービングポケットデプスは，深い部位に実際に歯周プローブを挿入して，鏡を用いて見せると現状の把握が得やすくなります．プラークの付着状態は，染め出した後に視覚的に説明すると理解を得やすくなります．

2) 歯周治療について説明する時

　歯周治療の基本的な流れを説明して，歯科医師や歯科衛生士側の治療内容と，患者自身ができること（＝セルフケア，ホームケア）との役割分担について理解させることが重要です．

　このときに，治療（特に口腔清掃）が他人のためではなくて，患者自身のために行うことを印象づけることと，患者の役割分担である口腔清掃によって得られる患者の利益などについて強調することがポイントとなります．その際に，治療を受けずにこのまま歯周病が進行した場合の状態についても説明を行うとより効果的になります．

3) 歯周治療期間

　患者は，歯肉からの出血の消失や歯肉の腫脹や疼痛の軽減などが，口腔清掃の効果であることを自覚すると動機づけがより強くなる傾向があるので，患者とのコミュニケーションを良くとって理解させることも重要です．

4) 再評価時

　診査結果をもとに歯周治療の効果を説明して，改善した部位は患者の適切な口腔清掃と日々の努力の成果であると褒め，2人3脚の成果であることを強調します．逆にハイジーンが悪いから治療効果が上がらない部位についても説明します．すると動機づけが再強化されることがあります．

5) メインテナンス時

　患者の自己管理である口腔清掃の良否が，治療の予後を左右することを説明します．検査後には，歯周組織とプラークの付着状態を説明して，良好な部位は患者の日々の努力の積み重ねで維

表 23-1 動機づけに影響を与える因子 [1]

1. 患者の知識（知的レベル，デンタル IQ など）
2. 患者の経験（歯科に関するものを含む）
3. 患者の年齢，社会的環境や地位，性別
4. 患者の口腔疾患の程度（疼痛，不快感，恐怖，不安感など）
5. 患者の歯科医や歯科衛生士に対する信頼感（ラポール）
6. 歯科医や歯科衛生士の動機づけに関する知識とその方法

持していると褒めます．逆に歯周病が再発した部位については，プラークの付着状態を見せて口腔清掃が不十分なために再発したことをよく説明します．すると動機づけが再構築されることがあります．

2. 動機づけを成功させるポイント

1）到達目標を決める

患者自身による口腔清掃でプラークの完全な除去は困難なので，歯周病の治療効果が期待できて，治療後に再発しない程度にプラークの付着を抑制することが目標となります．この目標をどこに設定するのかは，患者の歯周病の病状および全人的な要因のほか，対応する歯科医師側が何処まで重要と考えているかによって決まります．

2）歯科医師と歯科衛生士側の意識

歯科医師や歯科衛生士が口腔清掃の重要性を認識して，動機づけと口腔清掃指導も治療行為であると位置づけることが，患者との信頼を築く重要なポイントです．それぞれの患者に適した動機づけとブラッシング指導を行うことは必要ですが，歯周治療は長期にわたってメインテナンスを行う特性から，同一患者には一貫して継続した診療姿勢で指導を行うことも重要なポイントになります．複数で担当する場合や担当者が変わる場合には，患者情報の申し送りを詳しく行って，指導内容も統一すると良いでしょう．

3）患者の意識

口腔清掃は患者自身のために行うことであると自覚して，口腔清掃指導によって得られる利益についても，具体的に説明することが動機づけの確立と維持には重要です．さらにメインテナンス期には，患者自身が口腔健康を長期にわたって維持できたという自信と，これからも継続しようという意欲が動機づけの重要なポイントとなります．

（北海道大学大学院 歯学研究科 口腔健康科学講座　齋藤恵美子）

参考文献
1）加藤　熙 編：新版 最新歯周病学．医歯薬出版，東京，2011，114〜117．

Q24 スケーリング・ルートプレーニングはどのタイミングで行う？

1. スケーリング・ルートプレーニングとは

　スケーリングとは，歯冠や歯根の表面に付着したプラークや歯石，着色を除去する操作のことをいいます．ルートプレーニングとは，歯石や起炎物質・細菌が入り込んで粗造になったセメント質や象牙質を一層除去し，表面を滑沢にする操作をいいます．これらの操作によってプラークの付着を減少させ，プラークの除去を容易にし，患者自身によるプラークコントロールの効果を向上させることができます．スケーリング・ルートプレーニングは，軽度から中等度歯周炎に対する基本的な治療手段であり，進行した根分岐部病変や複雑な，あるいは深い骨縁下ポケットでは外科治療の前処置として行われます．

　また，フラップ手術は，スケーラーなどの器具の到達が困難な深い歯周ポケットに対して，直視下で確実なスケーリング・ルートプレーニングを行うことが目的です．このように，スケーリング・ルートプレーニングは歯周基本治療時のみならず，歯周外科ならびにサポーティブペリオドンタルセラピー（STP）処置を含めた全治療期間で行う処置として，プラークコントロールとともに歯周治療全体を通じて基本的な処置です[1〜3]．

2. スケーリング・ルートプレーニングを始める時期

　スケーリング・ルートプレーニングは，一般的には歯周基本治療において患者のモチベーションが確立でき，患者自身のプラークコントロールが向上してきた時期に行います．具体的には，O'Leary のプラークコントロールレコードが10%台になってから始めるとよいとされています．早期にスケーリング・ルートプレーニングを行うと，患者の依頼心を強め，セルフケアの中心であるプラークコントロールの重要性を体験する機会を失うことになります．患者はスケーリングによって治ったと解釈し，プラークコントロールを持続しなくなってしまう可能性があります．また，スケーリング時に炎症の強い歯肉では出血や疼痛が出現し，十分な処置が行いにくいため，良好なプラークコントロールが確立し，炎症の軽減が認められたときに行うのが望ましいとされています．プラークコントロールが確立され始めると歯肉の発赤や腫脹は軽減し，ブラッシング時の出血も少なくなり，歯肉縁下歯石が見えるようになってきます．こうした時期になってからスケーリング・ルートプレーニングを行うと出血が少なく，処置が行いやすくなります（図24-1，2）．

　急性炎症があるときは，炎症がある程度軽減してから行います．一方，適切に歯ブラシが使えているにもかかわらず，大きな縁上歯石の存在によりプラーク除去ができない場合には，プラークコントロールレコードが10%台になってなくても歯肉縁上のスケーリングを行う場合もあります．以上のようにスケーリング・ルートプレーニングを始める時期は，基本的には患者の動機付けに成功し，良好な口腔衛生状態が確立したときが適当とされます[1〜3]．

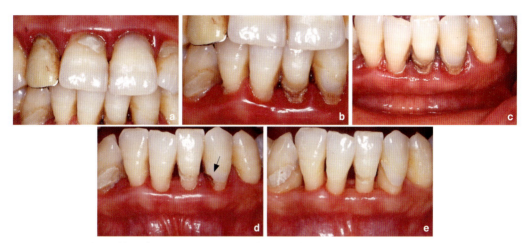

図 24-1 58歳，女性．ブラッシング時の出血を主訴に来院
 a：初診時の口腔内写真．全顎的な歯肉の発赤，腫脹および 4mm 以上のプロービングデプスを認め，プラークリテンションファクターとして不適切な充填物を多数認める
 b：初診時の下顎前歯部．歯面には多量のプラークの付着，歯石の沈着を認める．歯肉辺縁部には発赤，腫脹を認める
 c：ブラッシング指導開始1週間後．歯肉の発赤が軽減し，ブラッシング時の出血も減少した．歯肉縁上歯石を認めるが，まだスケーリングは行っていない
 d：ブラッシングの強化とプラークリテンションファクターである歯肉縁上歯石の除去を行った．歯肉の腫脹の軽減により歯肉縁下歯石（矢印）が認められるようになった
 e：ブラッシングとスケーリング・ルートプレーニングによって歯肉の発赤，腫脹の軽減が認められる．歯肉の炎症の軽減に伴って歯肉の退縮が認められる．歯間ブラシ等の補助的刷掃具の併用によるプラークコントロールの徹底とともに，根面う蝕や知覚過敏などに注意する必要がある

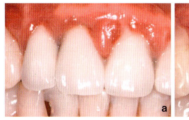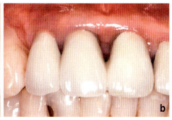

図 24-2 63歳，女性
 a：上顎前歯部に高度な歯肉の発赤，腫脹を認める
 b：ブラッシングと薬液による歯周ポケット内洗浄によって，歯肉の発赤，腫脹の軽減が認められる．スケーリング・ルートプレーニング開始前の状態を示す

（しぶかわ歯科医院／東京歯科大学臨床教授　渋川義宏）

参考文献
1）吉江弘正ほか 編：臨床歯周病学．医歯薬出版，東京，2007，64〜73．
2）特定非営利活動法人 日本歯周病学会 編：歯周病の検査・診断・治療計画の指針2008．医歯薬出版，東京，2008，14〜21．
3）石川　烈ほか編：歯周病学．永末書店，京都，1996，146〜158．

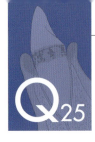

Q25 動揺歯に対する対応は？

　健康な歯周組織を持つ歯の生理的動揺は，通常 0.2mm 以内といわれています．動揺の増加は，歯周組織の量的変化あるいは質的変化に起因して生じます．動揺歯に対する対応は，動揺の原因が炎症なのか咬合性外傷が関与しているのか，注意深く判断して行うことがポイントになります．

1）動揺の増加の原因（図 25-1）

　歯周組織の量的変化は，深いポケットの形成や高度の骨破壊など，歯周病の進行に伴う歯根膜の量の減少によって生じます．その動揺の大きさは，歯根の長さと形態さらに歯冠-歯根長比によって異なり，たとえば歯根が長く，表面積の広い歯ほど動揺が小さい傾向がみられます．

　歯周組織の質的変化は，咬合性外傷やブラキシズムなどによる歯根膜組織の循環障害や組織の変化，壊死などの結果として歯根膜や歯肉の線維が変性し，支持周囲組織が質的に低下することによって，歯の動揺の増加が生じます．

　歯周病と咬合性外傷などが合併すると，歯周組織は量的変化と質的変化を伴います．

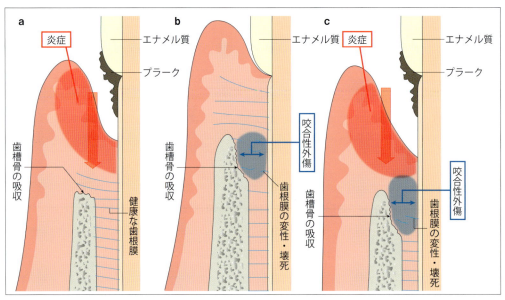

図 25-1　歯の動揺と歯周組織の変化
　a：プラークによって歯周病が進行すると歯周ポケットの形成と歯槽骨が吸収し，歯の支持組織が減少して動揺が生じます．
　b：咬合性外傷によって歯根膜の変性と歯槽骨の吸収が生じ，歯の支持組織が減少して動揺が生じます．
　c：歯周病による炎症が，咬合性外傷によって変性・壊死した歯根膜部に達すると急速に拡大します．歯周病と咬合性外傷が合併すると歯周病は急速に進行し，歯の支持組織が減少して動揺が生じます

表 25-1　Miller の歯の動揺の判定基準

0 度	生理的動揺の範囲（0.2mm 以内）
1 度	唇舌方向にわずかに動揺するもの（0.2〜1mm 以内）
2 度	唇舌方向に中程度に，近遠心的にもわずかに動揺するもの（1〜2mm 以内）
3 度	唇舌，近遠心方向だけでなく，歯軸方向にも動揺するもの（2mm 以上）

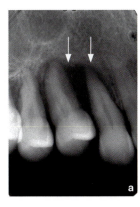 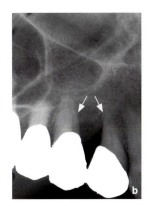

図 25-2　動揺度が 3 度みられた歯の歯周治療の 1 例
　歯周病と咬合性外傷が合併して，歯周組織破壊が進行した症例．
　a：右上 3，4 に進行した歯槽骨吸収が認められる．ポケットプロービングデプスは右上 3 が遠心部 10mm，BOP（＋），動揺度 3 度，右上 4 近心部 8mm，BOP（＋），動揺度 3 度．
　b：早期に暫間固定，咬合調整を行って，歯周基本治療および歯周外科処置を行った結果，右上 3，4 ともにポケットプロービングデプスは 3mm 以内，BOP（－）となった．炎症の除去後に動揺が残存して機能的な配慮から連結固定を行った

2）動揺の診査方法

　デンタルピンセットによる方法は，前歯部では歯冠をピンセットで挟み，臼歯部では小窩にピンセットの先端を押し当てながら，歯を動かして動揺の程度を 0 度〜3 度の 4 段階で評価します（表 25-1）．咬合性外傷が疑われる場合は，上顎歯の唇頰側面に指先の腹を当てて，咬頭嵌合位でタッピングあるいは側方運動を行わせて，指先に伝わる振動（フレミタス）がないか判定することも有効です．その際に複数歯に指先を添わせると，歯ごとの小さな振動の差で判定が容易になる場合もあります．他にダイヤルゲージ，ストレインゲージ，ペリオテストなどを用いて測定する方法があります．

3）歯の動揺別の対応

　歯周病罹患歯の動揺に対する対応は，基本的には炎症に対する治療を優先することがポイントです．しかし，歯周組織破壊が著しい場合や歯周治療が奏功しないと判断される場合には，歯周治療の初期から応急的に咬合治療を行う場合があります．以下に個別の対応を説明します．
　①歯の動揺度が 3 度を超えており，舞踏状動揺を示すものは保存が不可能といえます．

　②歯の動揺が 3 度の場合は，抜歯の適否について検討を行います．ここで動揺度の判定で注意しなければならないのは，炎症の影響です．しばしば動揺度が著明な炎症状態にある歯が，消炎

Q25 動揺歯に対する対応は？

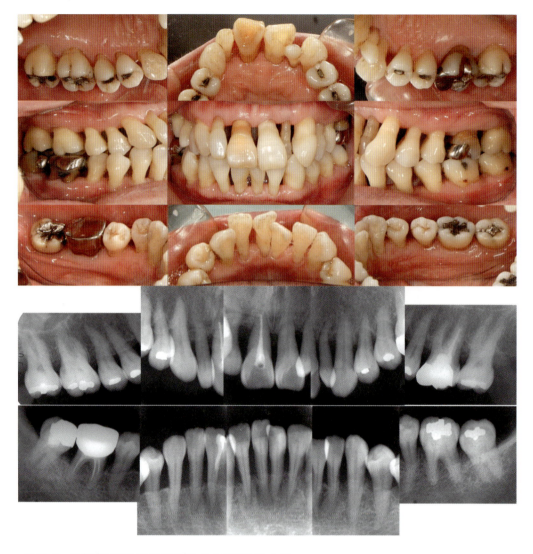

図 25-3 動揺歯に咬合調整で対応した歯周治療の1例
水平性の骨吸収と深いポケットに対して咬合調整と炎症の除去を行った結果，歯周組織の状態は安定したが動揺は残存した．患者が歯の動揺に関して咀嚼機能などの不自由を感じなかったので，固定を行わずメインテナンスへ移行した

後に安定した状態を示すことがあります（図25-2）．そのため，動揺の原因が炎症なのか咬合性外傷が関与しているのか，注意深く判断する必要があります．

ただし，全顎的に歯の動揺が著しくて咬頭嵌合位などの顎位が不安定な場合，あるいは顎位が変化する可能性がある場合には，外傷性咬合が他の歯に生じる可能性や顎位の変化に伴う障害が考えられるので，歯の固定を行って咬合位を安定させる必要があります．

③歯の動揺が明らかに認められる場合で歯周治療が奏功しない，あるいは歯周組織破壊が進行してしまうと判断される場合には，歯周基本治療において咬合調整や暫間固定を行います．具体的には，1次性咬合性外傷の原因である早期接触や咬頭干渉の除去，あるいは歯周支持組織の減

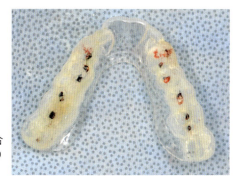

図 25-4 オクルーザルスプリント
　真空形成器（エルゴプレス）を用いて上顎の模型に合わせて作製したものを，口腔内でレジンを盛り上げたり削合して調整します

少に伴う2次性咬合性外傷に対して，歯の固定などで対応します．

　歯の欠損を放置したため，残存歯への咬合負担が生じた場合は，暫間的に修復や補綴処置を行って対応することが必要になります．

　歯肉膿瘍を形成している場合は，膿瘍に対する応急処置とともに咬合由来の刺激に対して接触部の選択的咬合調整を行ったり，動揺が著明な場合には暫間固定を行って，安静を図るようにします．ただし，この時期の咬合調整はあくまでも応急処置として行い，炎症の消退後に歯が移動して再度調整が必要になる場合がありますので注意が必要です．

　④炎症に対する治療のあとに動揺が残存している場合，機能的に障害があるか判定して，必要に応じて咬合調整や暫間固定を行います．そして動揺度等や歯周組織の改善を評価し，永久固定の必要性と，その範囲を検討します（図25-3）．また，ブラキシズムによる歯周組織への障害を軽減するために，オクルーザルスプリント（図25-4）を作製する場合もあります．

　⑤メインテナンスやSPT時には，咬合診査や動揺度の診査などの咬合性外傷の診査を行って，歯周病の再発に影響している場合には，咬合調整や固定あるいはオクルーザルスプリントを作製します．固定装置の脱離や破損は，動揺の少ない歯に生じることが多いのが特徴です．その原因を分析して固定の範囲や方法について検討することが重要です．

4）歯の動揺に影響する因子

　①歯の動揺は妊娠時，月経周期によって増強されることがあります．

　②疲労時や全身的疾患を有する場合，ストレスを受けている場合に影響を受けることがあります．

　③歯周外科治療後，急性根尖性歯周炎，歯根破折，打撲，外傷の時も増加することがあります．

（北海道大学大学院 歯学研究科 口腔機能学講座　齋藤　彰）

参考文献
1）加藤 熈 編：新版 最新歯周病学．医歯薬出版，東京，2011，53〜60，210〜211．
2）日本歯周病学会 編：歯周病の検査・診断・治療計画の指針2008．医歯薬出版，東京，2008，21〜23．
3）吉江弘正ほか 編：臨床歯周病学．医歯薬出版，東京，2014，32，218〜225．

Q26 歯周基本治療で歯周ポケットが改善されないことがあるのはなぜ？

1. 局所的な原因 [2]

1) 歯石の取り残し

Wearhaug[1] は，5mm 以上の歯周ポケットに非外科治療で対応した場合，約90％の部位で歯石とプラークの取り残しが生じると報告しています．さらに，根面の陥凹やグルーブ，根分岐部などの複雑な形態や不良修復・補綴物などは，スケーリング・ルートプレーニング（SRP）を困難にし，歯石の取り残しの原因となります（図 26-1）．

2) 早期接触やブラキシズム

早期接触，強い側方圧，ブラキシズムなどの外傷性咬合が歯周炎と合併すると歯周組織破壊は急速に進行し，重度の歯周炎へ進展します．

3) 歯内-歯周疾患 [3]

歯内疾患もしくは歯周疾患のいずれか一方，または両方が原因となって生じる複合疾患です．

①Ⅰ型（歯内疾患原発型）（図 26-2）

根尖性歯周炎を原発疾患とする．感染根管治療を行う．

②Ⅱ型（歯周疾患原発型）（図 26-3）

高度に進行した歯周疾患を原発疾患とする．深いポケットから根尖孔を経由して歯髄組織に炎症が波及し，上行性歯髄炎を引き起こすことも多い．歯髄反応を確認し，歯内治療を優先して行ったあとに歯周治療を行う．

③Ⅲ型（歯内疾患と歯周疾患の複合型）

独立した歯内疾患と歯周疾患が，それぞれの進行によって病変が連続した複合病変である．感染根管治療と歯周治療を行う．予後不良例が多い．

4) 歯根破折（図 26-4）

歯根に縦破折が存在する場合は，破折線に沿って限局した深いポケットや垂直性骨吸収が生じて，歯周炎と類似した病態を示すことが多い．

5) 生物学的幅径の侵襲

2. 全身的な原因 [2]

糖尿病（Q11，35を参照），喫煙（Q13を参照）など．

（しぶかわ歯科医院／東京歯科大学臨床教授　渋川義宏）

参考文献

1) Waerhaug J.: Healing of the dento-epithelial junction following subgingival plaque control. II: As observed on extracted teeth. *J Periodontol.*, **49**: 119～134, 1978.
2) 内田剛也，加部晶也，伊藤公一：歯周基本治療で改善しない原因と対応＜その1＞．日歯医師会誌，**65**（6）: 49～55，2012.
3) 野崎剛徳，村上伸也：歯内-歯周（エンド-ペリオ）病変に対する鑑別診断．YEAR BOOK 2008 現代の治療指針，クインテッセンス出版，東京，2008，54～55.

図 26-1　歯石の取り残し
　左：SRP 後，プロービングデプスが 4〜6mm 残存．適合不良な歯冠修復物のため，SRP が困難である．
　右：歯肉弁を剥離すると歯石の取り残しが認められる（矢印）

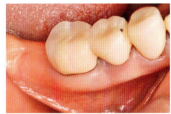
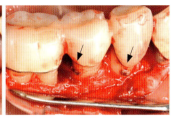

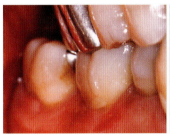
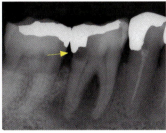
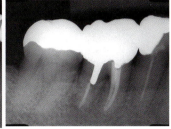

図 26-2　歯内-歯周関連病変（歯内疾患原発型）
　左：下顎右側第一大臼歯の咬合時痛を主訴に来院．頬側中央部にのみ 9mm，それ以外は 3mm のプロービングデプス．歯髄生活反応（−）である
　中：初診時のエックス線写真
　右：感染根管治療後のエックス線写真
　遠心部の齲蝕（矢印）により歯髄が壊死し，根尖部および根分岐部に炎症が波及したと考えられる．感染根管治療のみを行ったところ，プロービングデプスはすべて 3mm 以内に減少し，エックス線写真より根尖部および根分岐部に改善がみられた．頬側中央部に限局して認められた歯周ポケットは，歯内由来の炎症が歯根膜に沿って歯冠側方向に波及したことによると推測される．すなわち，この歯周ポケットは瘻孔として生じたため，入り口が狭く深い特徴があった

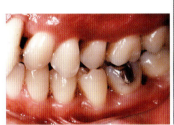
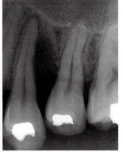

図 26-3　歯内-歯周関連病変（歯周疾患原発型）
　上顎左側第一小臼歯の歯肉がたびたび腫れることを主訴に来院．遠心部に 9mm，それ以外は 3〜4mm のプロービングデプスが認められる．歯髄生活反応（−），感染根管治療を行ってから SRP，歯周外科治療を行った

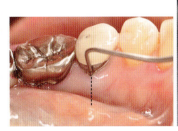
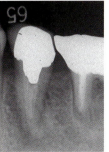

図 26-4　歯根破折
　下顎左側第二小臼歯の咬合時痛を主訴に来院．舌側中央部にのみ 10mm プロービングデプスが認められる
　＊歯根破折の特徴
　①破折線に一致した限局した深い歯周ポケット，②エックス線写真では不明瞭なことが多い，③太く長いポスト，無髄歯は要注意

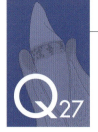

Q27 外科的治療と非外科的治療の選択基準は？

1. 外科的治療（歯周外科処置）と非外科的治療（非外科処置）とは

歯周ポケットに対する治療は，主に歯周外科処置と非外科処置に分類することができます．非外科処置は，プラークコントロール，歯肉縁上・縁下のスケーリング・ルートプレーニングおよび薬剤の併用応用からなります（図27-1）．非外科処置は通常，歯周基本治療で行われますが，再発した歯周ポケットや全身疾患などの理由から，歯周外科処置が禁忌な症例に対しても非外科処置が歯周ポケットをコントロールする手段として適応されます．歯肉炎や軽度歯周炎の多くは非外科処置で治癒します．

一方，深い歯周ポケットでは，歯肉縁上プラークコントロールだけでは対処が困難であり，歯肉縁下プラークコントロールが重要な処置となります．歯周外科処置は歯肉弁を剥離して，明視野と器具のアクセスを確保する処置で非外科処置と同じ目的で行われます．歯周外科処置は，一般的に歯周基本治療後の再評価時のプロービングデプスが概ね4mm以上，プロービング時の出血（＋）があるなど，炎症が残存している場合が適応となります[3]．

2. 歯周外科処置と非外科処置の選択基準は？

1）SRPの限界

Wearhaug[1]は，歯周ポケットが3mm以下では83％，3〜5mmでは39％，5mm以上では11％しか歯肉縁下の歯石とプラークが除去できなかったと報告しています．つまり，5mm以上の歯周ポケットに非外科処置で対応した場合，約90％の部位で歯石とプラークの取り残しが生じると報告しています．

2）クリティカルプロービングデプス

非外科処置と歯周外科処置の選択基準について，Lindheら[2]は"Critical Probing Depth"（CPD）の概念を報告しています．CPDとは，処置後に起こる付着の喪失と獲得の境界について，プロービングデプス（PD）を基準に調べたものです．その結果，SRPにおいてCPDが約2.9mm，ウィドマン改良法（フラップ手術）では約4.2mmという値になりました．つまり，PDが2.9mm以下の部位ではSRPでも付着の喪失が起こり，PDが4.2mmを超えるとウィドマン改良法（フラップ手術）ではアタッチメントゲインが得られるとしています．したがって，ウィドマン改良法による歯周外科処置とSRPとを比較した場合，PDが4.2mmより深い歯周ポケットでは，歯周外科処置がより有効であることを示唆しています．このことから，歯周基本治療後の再評価でPDが4mm以上の場合は，歯周外科処置の適応となります．さらにLindheらは，初診時のプロービングデプス（PD）が5.5mm以上の部位では，ウィドマン改良法のほうがSRPよりクリニカルアタッチメントレベルの増加が大きく，5.5mm以下ではSRPのほうがクリニカルアタッチメントレベルの増加が大きかったと報告しました．したがって，非外科処置のスケーリング・ルー

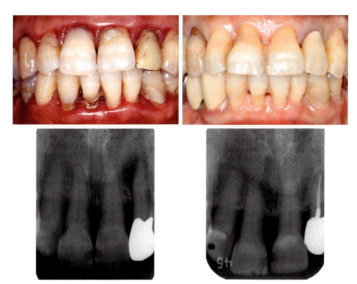

図 27-1　左：初診時の口腔内写真とエックス線写真
　全顎的に歯肉に発赤・腫脹がみられ，歯面にプラークや歯石の沈着がみられる．プロービングデプスは全顎 4mm 以上，プロービング時に出血がみられる
　右：SPT 時の口腔内写真とエックス線写真
　全身疾患により歯周外科処置が困難なため，非外科処置で歯肉縁上・縁下のプラークコントロールを行っている．歯肉の炎症は軽減し，歯槽硬線の明瞭化がみられる．4mm 以上のプロービングデプスが部分的に残存しているが，プラークコントロールの徹底と 1～2 ヵ月毎の SPT 行い，経過観察を行っている

トプレーニングの適応は，およそプロービングデプス 5mm が分岐点と考えられます[4]．

3）歯周外科処置の適応

　歯周外科処置と非外科処置を比較した多くの臨床研究から，非外科処置の効果が得られなかった部位に歯周外科処置を検討すべきであると考えられます．特に，深い歯周ポケットや深い骨縁下欠損，根分岐部病変などはスケーラー等の器具のアクセスが難しく，適切な SRP が困難となり，歯肉縁下プラークコントロールが不十分になります．このような場合に明視野と器具のアクセスを確保でき，確実な深い歯周ポケットや骨内欠損を除去，あるいは減少させることのできるフラップ手術などの歯周外科処置が有効になります[3]．

（しぶかわ歯科医院／東京歯科大学臨床教授　**渋川義宏**）

参考文献

1) Waerhaug J：Healing of the dento-epithelial junction following subgingival plaque control. II：As observed on extracted teeth. *J Periodontol*, **49**：119～134，1978.
2) Lindhe J, Socransky SS, Nyman S, Haffajee A, Westfelt E："Critical probing depth" in periodontal therapy. *J Clin Periodontol*, **9**：323～336，1982.
3) 稲垣幸司，吉成伸夫，野口俊英：外科的治療 VS 非外科（保存）的治療．デンタルダイヤモンド，11 月号，1998.
4) 石川　烈，小田　茂 監著：歯科医のためのスケーリング，ルート・プレーニング．クインテッセンス出版，東京，2003.

Q28 歯周外科手術の種類・特徴,症例に応じた手術法の選択基準は？

1. 歯周外科手術の適応

①歯周基本治療を行っても深い歯周ポケットや骨欠損が残存している場合,②清掃性を困難にする歯肉歯槽粘膜の解剖学的形態異常,③審美障害や適切な修復・補綴物の装着を妨げるような解剖学的形態異常などが挙げられます.

手術の選択にあたっては,骨欠損形態,患者の口腔衛生状態,歯周組織検査所見,エックス線所見などから総合的に判断します.一般的に,歯周基本治療終了後の再評価時のプロービングデプスが概ね4mm以上,プロービング時の出血(+)が適応となります.プロービングデプスがこれより浅くても,歯肉・歯槽粘膜の形態不良改善のために手術が行われることがあります(**表28-1**).歯周外科手術の術式を選択するにあたっては,骨欠損形態が重要な判断基準となります(図28-1,2).

2. 歯周外科手術導入の条件

①患者への説明と理解が得られていること,②プラークコントロールが確立し,炎症が消退していること,③咬合性外傷が改善し,過度な動揺歯には固定がされていること,④全身状態が良好なこと,⑤喫煙がコントロールされていること,などが条件となります.

3. 歯周外科手術の種類

歯周外科手術は,目的により①組織付着療法,②切除療法,③歯周組織再生療法,④歯周形成手術の4種類に分類されます.

1) 組織付着療法

歯根面や歯周ポケットの内部に取り残した細菌および細菌由来の汚染物質を明視下で取り除き,歯肉軟組織が根面に付着するのを促すことを目的とした手術法です.歯周ポケット搔爬術,

表28-1 骨欠損形態とおもに選択される歯周外科手術法[1]

骨欠損	術式分類	手術法
垂直性骨欠損	組織付着療法	・フラップ キュレッタージ(アクセスフラップ手術) ・ウィドマン改良フラップ手術
	歯周組織再生療法	・骨移植術 ・歯周組織再生誘導(GTR)法 ・増殖因子等の応用
	切除療法	・歯肉弁根尖側移動術+骨切除・整形術
水平性骨欠損	組織付着療法	・歯周ポケット搔爬術 ・フラップ キュレッタージ(アクセスフラップ手術) ・ウィドマン改良フラップ手術
	切除療法	・歯肉弁根尖側移動術(+骨整形術) ・歯肉切除術

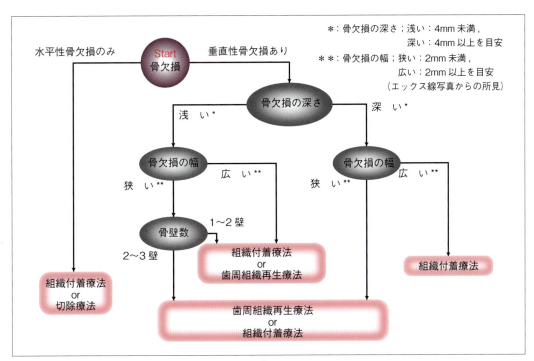

図 28-1　骨欠損形態による歯周外科手術の選択[1)]

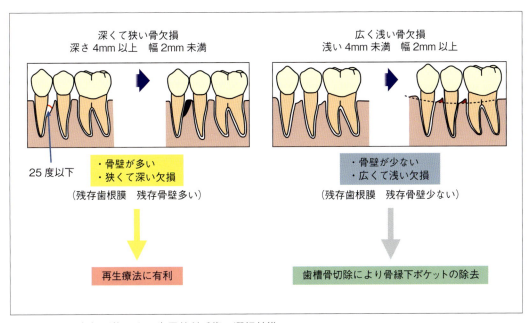

図 28-2　骨欠損形態による歯周外科手術の選択基準

新付着術，フラップキュレッタージ（アクセスフラップ手術），ウィドマン改良フラップ手術などが含まれます（図 28-3, 4）.

2）切除療法

　深い歯周ポケットや骨欠損の除去を目的とします．歯肉切除術，歯肉弁根尖側移動術，骨切除術，骨整形術などが含まれます．

Q28 歯周外科手術の種類・特徴，症例に応じた手術法の選択基準は？

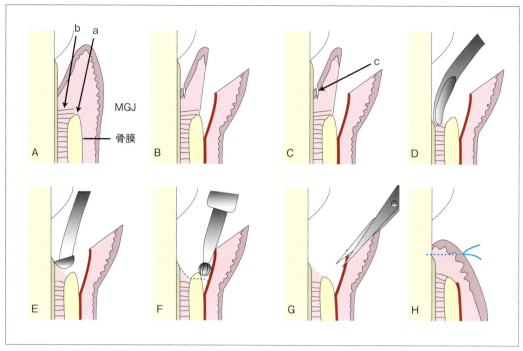

図 28-3　フラップ手術[3)]
A：ポケットデプスが2mm以上の場合は，歯肉頂縁から0.5〜1mm離れた部位に加える（a），ポケットデプスが2mm以下の場合や角化歯肉幅，付着歯肉幅が狭小な場合および審美的な配慮が必要な場合は，歯肉溝内切開とする（b），B：フラップの剥離翻転，C：病的歯肉片除去のための切開（c），D：不良肉芽組織の除去，E：スケーリング・ルートプレーニング，F：必要に応じて歯槽骨整形術，歯槽骨切除術，G：フラップ内面の処置，H：フラップの復位と縫合

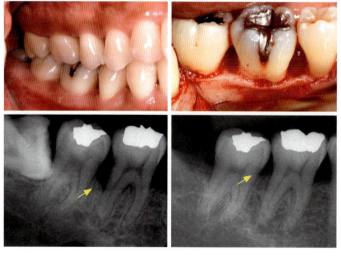

図 28-4　組織付着療法（ウィドマン改良フラップ手術）
左上：下顎右側第一大臼歯部にプロービングデプス6mm，BOP（＋）が認められる．PCR 19%，非喫煙者
右上：ウィドマン改良フラップ手術
左下：初診．下顎右側第一大臼歯遠心部に垂直性骨吸収が認められる
右下：SPT（3年）．歯槽骨の改善が認められる

（1）歯肉切除術

歯肉（仮性）ポケットもしくは浅い骨縁上の歯周（真性）ポケットの減少や除去を目的として，外斜切開により歯肉切除を行う方法です．

歯肉切除術の禁忌症としては，①骨縁下ポケットがある場合，②ポケット底部がMGJより根尖側にある場合，③口腔前庭が極端に浅い場合，④歯槽骨が垂直吸収型を示す場合，⑤付着歯肉

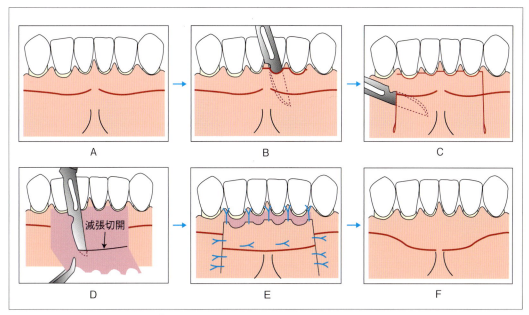

図 28-5 歯肉弁根尖側移動術[4]
　A：歯周ポケット，角化歯肉および付着歯肉の測定，B：歯肉辺縁から切開を入れ，全層弁あるいは部分層弁を形成する（部分層弁の場合，骨膜と縫合できるので確実に根尖側に移動可能である），C：歯軸に平行な2本の縦切開を歯槽粘膜まで加える．起始部は乳頭部を避け，近心または遠心隅角部とする，D：減張切開，E：歯肉弁を根尖側に移動し，骨膜に密着するように縫合する，F：術後の状態．付着歯肉が増大している

の幅が極端に狭い場合などが挙げられます．

（2）歯肉弁根尖側移動術（図 28-5）

歯肉弁を剥離し，軟組織壁を根尖側に移動することを特徴とします．ポケットの除去と同時に付着歯肉幅の増加が可能となります．歯周形成手術にも分類されます．

3）歯周組織再生療法（Q29〜32を参照）

歯周囲の組織再生を期待する場合，垂直性骨欠損で骨壁数が多く，かつ狭い骨欠損ほど再生がより多く認められます（図 28-2）．歯周組織再生療法には，歯周組織再生誘導法（GTR法）とエナメルマトリックスタンパク質（EMD，製品名：エムドゲイン）の適用，骨移植術があります．

4. 歯周形成手術（歯肉歯槽粘膜形成術）

清掃性を困難にする歯肉歯槽粘膜，審美障害，修復・補綴物の適切な装着を妨げるような解剖学的形態異常に対して行います．（1）小帯切除術（小帯切断術），（2）歯肉弁側方移動術，（3）歯肉弁歯冠側移動術，（4）歯肉弁根尖側移動術，（5）遊離歯肉移植術，（6）歯肉結合組織移植術

（しぶかわ歯科医院／東京歯科大学臨床教授　**渋川義宏**）

参考文献
1）特定非営利活動法人 日本歯周病学会編：歯周病の検査・診断・治療計画の指針2008．医歯薬出版，東京，2009, 24〜31．
2）特定非営利活動法人 日本歯周病学会編：歯周病の診断と治療の指針2007．医歯薬出版，東京，2007, 24〜27．
3）和泉雄一ほか 編：ザ・ペリオドントロジー第1版．永末書店，京都，2009, 155．
4）和泉雄一ほか 編：ザ・ペリオドントロジー第1版．永末書店，京都，2009, 162．

Q29 歯周組織再生療法の適応症は？

　現在，日常臨床で行われている歯周組織再生療法には，GTR法，エナメルマトリックスデリバティブ（EMD）の適用，骨移植術があります．これらの方法は，残存する歯根膜組織中の未分化間葉系細胞や欠損周囲に存在する骨芽細胞を利用して，歯周組織再生を図ることを基本概念にしています．骨欠損を構成する骨壁数によって，創傷治癒の場に面した健康な歯根膜の表面積が異なるため，水平性骨欠損よりも垂直性骨欠損のほうが残存歯根膜量が多いといえます（図29-1）．再生は骨欠損部に面した残存歯根膜量に依存するため，水平性骨欠損，1壁性骨欠損，4壁性骨欠損（骨欠損底部からしか未分化間葉系細胞が遊走できない），3度の根分岐部病変は，歯根膜や骨からの未分化間葉系細胞や骨芽細胞が十分に遊走，増殖できないため非適応（再生困難）といえます（図29-2，3）．

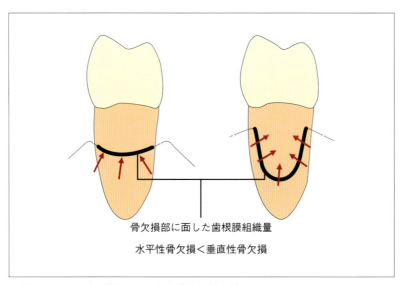

図29-1　骨欠損形態による歯根膜表面積の違い
　残存する歯根膜組織中の未分化間葉系細胞や欠損周囲に存在する骨芽細胞を利用して歯周組織の再生を図るため，残存する歯根膜組織量（矢印）の多少が歯周組織再生の成否にかかわる．垂直性骨欠損は水平性骨欠損よりも残存歯根膜の表面積が多いため，再生療法に有利である

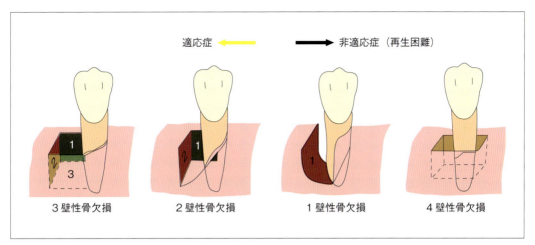

図 29-2　骨縁下ポケットの分類と再生療法の適応症
　残存する骨壁の数によって分類される．骨欠損を構成する骨壁数によって創傷治癒の場に面した健康な歯根膜の表面積が異なる．2壁性，3壁性骨欠損が再生療法の適応となる．4壁性骨欠損は骨欠損底部からしか未分化間葉系細胞が遊走できない

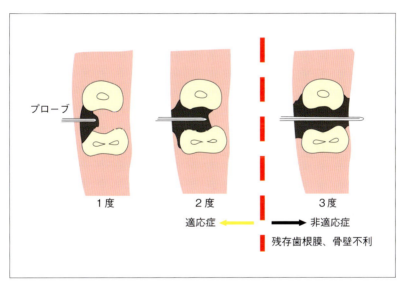

図 29-3　根分岐部病変の分類と再生療法の適応症

Q29 歯周組織再生療法の適応症は？

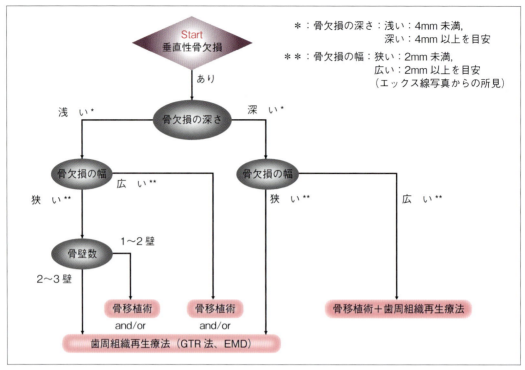

図 29-4　歯周組織再生療法の選択基準[1)]

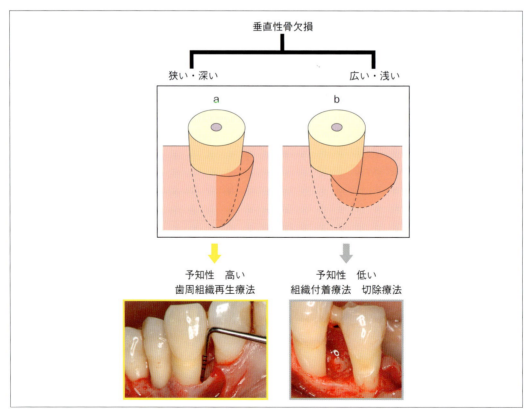

図 29-5　骨欠損形態による歯周組織再生療法の予知性

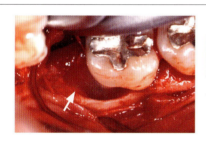

図 29-6　再生療法の適応症

```
1. 選択基準
　－ 6mm 以上のプロービングデプス
　－深さ 4mm，幅 2mm 以上の骨内欠損

2. 適応症
　－ 2 壁性，3 壁性骨欠損
　－ 1～2 度根分岐部病変（GTR 法）
　－上記骨欠損で複数歯にわたるもの（EMD）
```

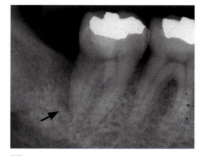
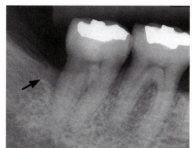

プロービングデプス（PD）mm

遠心	舌側	9	5	4	近心
	頬側	9	7	4	

7̄]遠心部に垂直性骨欠損を認める．
（骨欠損の深さ 6mm，骨欠損幅 3mm）
垂直性骨欠損にエムドゲインゲルを応用

初診　　　　　　　　　　　　　　術後 2 年

7̄]遠心部に垂直性骨欠損を認める　　　7̄]遠心部の垂直性骨欠損に改善がみられる

部位	処置法	歯肉退縮量	PD 減少量	CAL 獲得量
7̄]	EMD	1mm	5mm (8→3mm)	4mm

PD: プロービングデプス，CAL：クリニカルアタッチメントレベル

図 29-7　垂直性骨欠損における再生療法（EMD）

　垂直性骨欠損で骨壁数が多く，幅の狭く，深い骨内欠損ほど再生がより多く認められます（図 29-4, 5）．適応症は概ね 6mm 以上のプロービングデプス，深さ 4mm 以上，幅 2mm 以上の骨内欠損（2 壁性，3 壁性骨欠損），1～2 度の根分岐部病変（GTR 法）となります[1,2]（図 29-6, 7）．

（しぶかわ歯科医院／東京歯科大学臨床教授　**渋川義宏**）

参考文献
1）特定非営利活動法人 日本歯周病学会 編：歯周病の検査・診断・治療計画の指針 2008. 医歯薬出版，東京，2009，27～31.
2）特定非営利活動法人 日本歯周病学会編：歯周病患者における再生治療のガイドライン 2012. 医歯薬出版，東京，2013，8～9.

Q30 GTR法の術式のポイントは？

1. GTR法とは

　GTR法とは，フラップ手術時に保護膜を用いて，歯肉上皮細胞の根尖側方向への侵入と歯肉結合組織の処置歯根面への付着を阻止し，歯根膜由来の未分化間葉細胞を歯根面に誘導させ，新付着（結合組織性付着）を得る方法です（図30-1）．

2. 保護膜（吸収性膜）の種類

1）ジーシーメンブレン（ジーシー）

　乳酸とグリコール酸を触媒で開環重合させ，シート状に成形した合成高分子材料．16週で完全に吸収される（図30-2）．

2）バイオメンド®（白鳳）

　ウシのアキレス腱由来の不溶性1型コラーゲン．平均6〜7週間，メンブレンの構造は維持され，8週以降に吸収される．

3）コーケンティッシュガイド®（高研オリンパステルモバイオマテリアル）

　仔ウシの真皮由来のアテロコラーゲン溶液と，ウシのアキレス腱由来のテンドンコラーゲン分散液を混合した複合化コラーゲン膜．4〜6週で吸収が始まり，12週程度で吸収される．

4）バイオガイド®（ガイストリッヒ）

　ブタ由来の吸収性コラーゲンメンブレン．吸収期間は16〜24週間．

＊）非吸収性膜

　延伸多孔質ポリテトラフルオロエチレン（ePTFE）製のゴアテックスGTRメンブレン（日本ゴア）は，販売中止となっている．

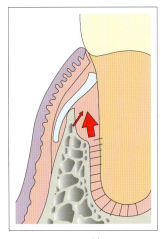

図30-1　GTR法

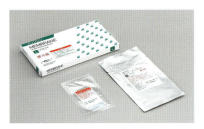

図30-2　吸収性膜（ジーシーメンブレン）

3. 適応症

① 2壁性または3壁性の垂直性骨欠損
② 2度根分岐部病変（LindheとNymanの分類）

4. GTR法の予後に影響を及ぼす因子

1）骨欠損部の形態や解剖学的な要因

GTR法を成功させるためには，骨欠損部を保護膜で確実に被覆し，緊張のない十分な歯肉で覆い縫合することです．特に，保護膜を骨欠損部に適合させるためには，骨欠損形態（骨欠損部の深さと幅など）や根面形態，ルートトランクの長さなどの十分な診査が必要です．

2）患者側の要因

患者の協力度（コンプライアンス）は，GTR法の長期安定性に影響する大きな因子です．GTR法によるクリニカルアタッチメントレベル（CAL）の獲得維持は，メインテナンス期間中の患者のプラークコントロールが不良な場合，後戻りする可能性が示されています[1]．また，喫煙はGTRの予後に影響を及ぼし，喫煙者の臨床成績は非喫煙者に比較して著しく劣ることが報告されています[2]．

3）技術的要因

骨欠損部における確実なデブライドメント，保護膜による十分なスペースメーキング，保護膜の安定および固定（保護膜が動かないこと），テンションフリーな歯肉弁の縫合法（減張切開など）が含まれます．GTRの術後における最も多い併発症は保護膜の露出です．保護膜の露出は組織再生量に影響し，予知性の低下につながります．保護膜の露出を防止するには，十分な厚みのある角化歯肉が存在することや歯肉退縮，小帯の付着位置異常などがないなどの症例の選択が重要な条件となります．患歯に咬合性外傷や過度の動揺が認められる場合には，咬合調整や暫間固定など患歯の安静が必要です[3～7]．

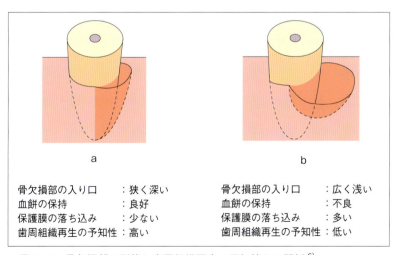

図 30-3　骨欠損部の形態と歯周組織再生の予知性との関係[6]

Q30 GTR法の術式のポイントは？

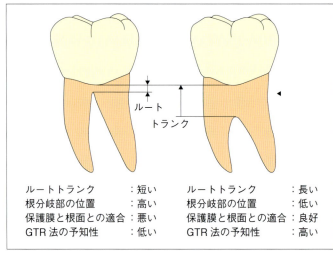

図 30-4 ルートトランクの長さの違いと GTR 法の予知性との関係[6]

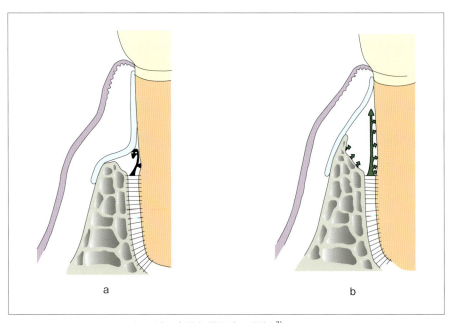

図 30-5 スペースメーキングと歯周組織再生の関係[7]

5. 症例の選択にあたって考慮すべき注意点

　GTR 法の最適応症は，3 壁性もしくは 2 壁性の垂直性骨欠損と 2 度根分岐部病変（Lindhe の分類）です．実際の症例の選択にあたっては，これらの適応症における骨欠損形態，歯根形態，さらに軟組織の状態などが GTR 法の予知性に影響されます．したがって，症例の選択にあたって以下の点を考慮する必要があります[3〜7]．

1）垂直性骨欠損の予後を左右するポイント

　4mm 以上の深さのある垂直性骨欠損では予知性が高いことを，垂直性骨欠損の深さが深いほ

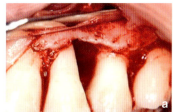
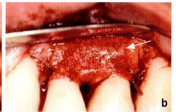
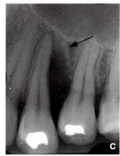
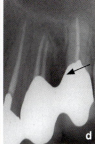

図 30-6a 上顎左側第一小臼歯遠心部に深い 2 壁性骨縁下欠損が認められる．
図 30-6b 病変部廓清後，保護膜（ジーシーメンブレン）を縫合，固定．
図 30-6c 術前のエックス線写真．上顎左側第一小臼歯の遠心部に垂直性骨吸収像を認める．
図 30-6d GTR 術後 2 年のエックス線写真．上顎左側第一小臼歯遠心部に歯槽骨の再生によると思われる X 線不透過像の増加が認められる

ど，クリニカルアタッチメントレベル（CAL）獲得量や骨再生量が大きいことが報告[3〜7]されています．一方，垂直性骨欠損の幅が広いほど，CALの獲得量や骨再生量が少ないことが報告[5]されています（**図 30-3**）．

2）根分岐部病変の予後を左右するポイント（図 30-4）

①2度の根分岐部病変（Lindheの分類）でルートトランクの比較的長い歯牙は予知性が高い[6]，②病変の存在する部位によって予知性が影響され，下顎2度根分岐部病変では，舌側の病変は頬側の病変と比較してCALの獲得量が少ない，③上顎2度根分岐部病変では，近遠心部の病変は頬側に比較して予知性が低いことが報告されています．

6. 臨床において手術野に歯根膜細胞を誘導するスペースメーキングのポイント

1）スペースメーキングの基本（図 30-3, 5）

歯周組織を再生させるためには，組織再生に必要な細胞（歯根膜細胞および骨髄由来細胞）が集合するスペースがなければなりません．一般に骨欠損部の形態は，血餅の保持，安定や保護膜の欠損部への落ち込み防止などの面から考えて，入り口が小さく深いほど期待される歯周組織再生量は大きいと考えられます．入り口の大きな骨欠損や保護膜が骨欠損部に落ち込んで保護膜だけでスペースを作りにくい場合には，骨移植材を用いることでスペースメーキングを図ることもあります[3〜7]．

2）残存骨壁とスペースメーキングとの関連（図 30-3, 5）

歯周組織を再生させるためには，骨欠損が骨壁で囲まれていて血餅が溜まりやすいような状態のほうが，組織の再生が起こりやすいとされています．すなわち，骨欠損部を構成する骨壁数が多いほど残存歯根膜量は多く，また，骨欠損部に増殖する骨髄由来細胞が多くなるため，歯周組織再生の予知性は高くなります．3壁性骨欠損では，骨欠損部の周囲が骨壁で囲まれているため，保護膜を骨欠損部に被覆するだけでスペースメーキングが容易なことが多いです．しかし，

Q30 GTR法の術式のポイントは？

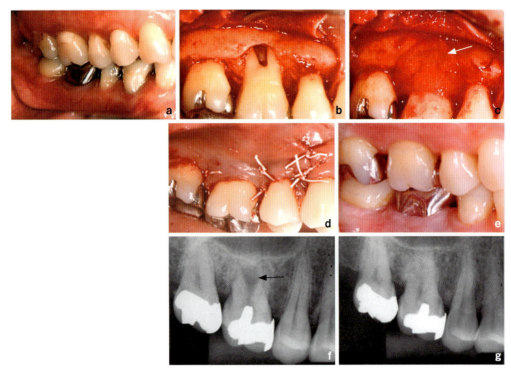

図 30-7 上顎右側第一大臼歯頰側にⅡ度根分岐部病変が認められる．頰側中央部に 8mm，それ以外 4mm のプロービングデプスがみられる（**a**），病変部廓清（**b**），保護膜（ジーシーメンブレン）を縫合，固定（**c**），歯肉弁復位，縫合（減張切開併用；**d**），術後1年．プロービングデプスは全周にわたって2〜3mm に改善．垂直 4mm，水平 2mm のアタッチメントレベルの獲得がみられる（頰側中央部；**e**），術前のエックス線写真．上顎右側第一大臼歯頰側の根分岐部にエックス線透過像を認める（**f**），GTR 術後3年のエックス線写真．歯槽骨の再生によると思われるエックス線不透過像の増加が認められる（**g**）

2壁性骨欠損のような骨壁による保護膜の支持が得られないような症例では，保護膜と根面との間に組織再生のスペースを潰さないように，保護膜で注意深くスペースメーキングを行う必要があります[3〜7]．

7. 術式の注意点

①内斜切開（歯肉溝切開）：歯間乳頭を可能な限り保存する．必要に応じて縦切開（1〜2歯離した隅角部）を併用する（図 30-8A），②剥離・翻転とデブライドメント：頰舌側歯肉全層弁形成（歯間乳頭部をできるだけ保存する）．不良肉芽の除去とスケーリング・ルートプレーニング（徹底的に），③保護膜のトリミングと固定：保護膜を骨欠損縁より2〜3mm 大きめにトリミングし，鋭利な角を残さない．保護膜を患歯にしっかりと固定する（図 30-8B〜G），④縫合：歯肉弁辺縁は保護膜のカラー部から2〜3mm 歯冠寄りに設置し，保護膜を露出させない（図 30-8H）．必要に応じて骨膜切開による減張切開を行い，テンションがかからないようにする（図 30-9）．⑤術後管理：抗菌剤，洗口剤はフラップ手術と同様．歯周パックは基本的には行わない．

（しぶかわ歯科医院／東京歯科大学臨床教授　渋川義宏）

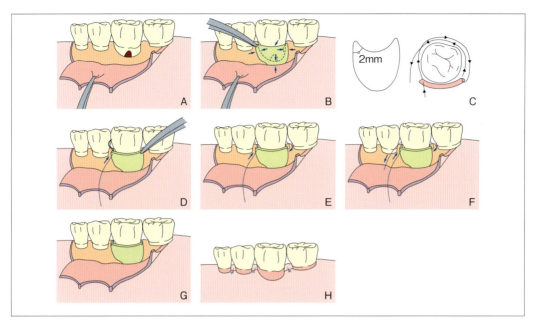

図 30-8 GTR法の術式[10]

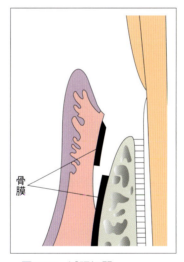

図 30-9 減張切開

参考文献

1) Cortellini, P., Pini-Prato, G. and Tonetti, M.S.: Periodontal Regeneration of human intrabony defects (V). Effect of oral hygiene on long-term stability. J Clin. Periodontol., **21**: 606 〜 610, 1994.
2) Tonetti, M.S., Pini-Prato, G and Cortellini, P.: Effect of cigarette smoking on periodontal healing following GTR in intrabony defects. A preliminary retrospective study. J Clin. Periodontol., **22**: 229 〜 234, 1995.
3) 宮田 隆, 辰巳順一 編：歯周病と骨の科学 骨代謝からインプラントまで. 医歯薬出版, 東京, 2002, 133 〜 170.
4) 中村社綱, 浦口良治：GTRの科学と臨床 第1版. クインテッセンス出版, 東京, 1996. 58 〜 87.
5) 野口俊英, 横田 誠 編：歯界展望別冊/GTRを再評価する. 医歯薬出版, 東京, 1998. 59 〜 78.
6) 和泉雄一, 二階堂雅彦, 松井徳雄 編：歯界展望別冊/成功する歯周組織再生治療─歯を保存するために─. 医歯薬出版, 東京, 2012, 52 〜 59.
7) 吉江弘正, 伊藤公一, 村上伸也, 申 基喆 編：臨床歯周病学. 医歯薬出版, 東京, 2007, 226 〜 271.

Q31　エムドゲイン® ゲルの適応症は？

1. エナメルマトリックスタンパク質・エナメルマトリックスデリバティブ（EMD）とは

　エナメルマトリックスタンパク質とは，歯根発生段階において内外エナメル上皮が根尖側に移動し，形成されるヘルトヴィッヒ上皮鞘（HERS）より分泌されるタンパク質です．歯根形成時にHERSの細胞から分泌されたエナメルマトリックスタンパク質が歯根面に沈着し，未分化間葉細胞の増殖やセメント芽細胞への分化を促進し，セメント質形成を誘導します．この生理的現象を模倣し，アタッチメントロスを生じた歯根面にエナメルマトリックスタンパク質を応用した結果，無細胞セメント質を誘導し，歯周組織が再生することが明らかになりました．現在，臨床で使用できるエナメルマトリックスタンパク質は，幼若ブタの歯胚から抽出・精製したもので，エナメルマトリックスタンパク質を原料として商品化されています（Emdogein®gel：エムドゲイン® ゲル）．エムドゲイン® ゲルは，アメロジェニンを主成分とし，それ以外にエナメリン，アメロブラスチンなどのエナメルタンパク質を含有します（図31-1）．

1）EMDの作用

（1）培養細胞

①上皮細胞の増殖抑制と細胞接着促進
②歯肉線維芽細胞の増殖促進
③セメント芽細胞の増殖促進
④骨芽細胞の増殖促進

（2）実験的歯周炎モデル

①無細胞セメント質の形成
②歯槽骨の再生
③歯根膜形成
④上皮細胞の抑制

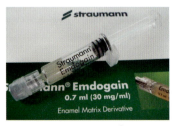

図31-1　Emdogein® gel

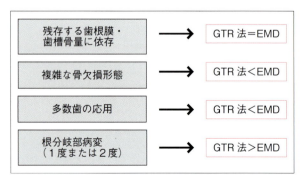

図31-2　GTR法 vs EMD

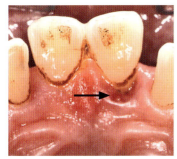

図 31-3 口蓋側歯肉に発赤，腫脹を認める．プロービングデプス 6〜8mm

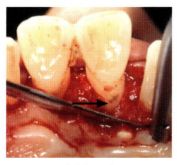

図 31-4 歯肉縁下歯石を認める

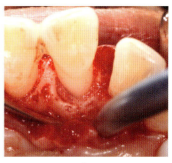

図 31-5 デブライドメント終了

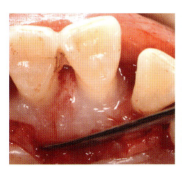

図 31-6 根面処理後，エムドゲイン®ゲルを塗布

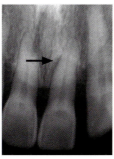

図 31-7 術前のエックス線写真．垂直性骨欠損を認める

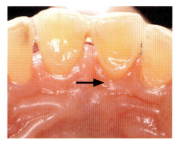

図 31-8 術後 2 年．プロービングデプス 2〜3mm に改善

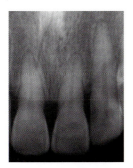

図 31-9 術後 2 年のエックス線写真．垂直性骨欠損の改善がみられる

2）適応症

歯周基本治療終了後の以下の部位となります．

①歯周ポケットの深さが 6mm 以上，エックス線写真上で深さが 4mm 以上，幅 2mm 以上の歯周病変（1 壁性または 2 壁性骨欠損含む）

② Lindhe と Nyman の分類における 2 度の根分岐部病変

③ Miller の分類における 1，2 級の歯根露出

＊上記のうち，日本での適応症は①のみ．

3) GTR 法との使い分け

EMD の適応範囲は GTR 法とほぼ同様で，臨床的な効果に有意差がほとんどないことが報告されています．GTR 法との使い分けとしては，1 壁性や 2 壁性の骨欠損を含め，GTR 法では保護膜応用が困難な複雑な骨欠損形態，多数歯にわたる骨欠損，角化歯肉が少ない場合や薄い場合にも EMD は適応できます（図 31-2）．

4) 禁忌症

一般的な歯周外科の禁忌項目が該当し，当該薬剤に特異的な禁忌症はありません．局所のリスクファクターとして，プラークコントロール不良，患者のコンプライアンス．全身的なリスクファクターとして，喫煙習慣，糖尿病のコントロール状態には注意が必要です．

5) 術式

(1) 局所麻酔

歯間乳頭部を極力避けて，術野全体に浸潤麻酔を施行します．

(2) 歯肉溝切開・全層弁形成

歯肉溝切開を行い，できるだけ歯肉組織を保存し，全層弁を剥離・形成します．
また，必要に応じて骨欠損部から 1 歯離れた部位に縦切開を追加します．

(3) デブライメント

肉芽組織の除去，歯根面の徹底したスケーリング・ルートプレーニングを行います．

(4) 根面処理

36％正リン酸ジェルや 24％中性 EDTA を用いて歯根表面のスミア層の除去を行います．その後，滅菌生理的食塩水により徹底的な洗浄を行います．

(5) エナメルマトリックスタンパク質の塗布

洗浄後，直ちに欠損底部から露出歯根面を覆うように Emdogein® gel を塗布します．その後，頰舌側の歯間乳頭部が緊密に接合するように縫合します．可能な限り露出根面を被覆可能にするため減張切開を行うこともあります．

(6) 縫合

単純縫合の他に，単純縫合とマットレス縫合の併用，マットレス・ループコンビネーション法など，創面が一次性創傷治癒となるように縫合します．

(7) 術後管理

術後は抗菌薬投与を行い，術後 2 ～ 6 週間は 1 日最低 2 回，洗口剤による含嗽を行うように指導します．抜糸は 2 週間後に行います．ブラッシングは術後 3 ～ 4 週後目から軟毛によるブラッシングを始め，術後 2 ヵ月くらいから通常のブラッシング，フロス，歯間ブラシなどを再開します．

（しぶかわ歯科医院／東京歯科大学臨床教授　渋川義宏）

参考文献
1) 吉江弘正ほか 編：臨床歯周病学．医歯薬出版，東京，2007，272 ～ 277．
2) 和泉雄一ほか 編：ザ・ペリオドントロジー．永末書店，京都，2009，177 ～ 179．

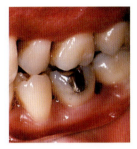

プロービングデプス（mm）

近心				遠心
	舌側	5	4	8	
	頬側	4	4	8	

初診時
22歳，女性．
6̅ 咬合痛を主訴に来院．
歯肉がたびたび腫れるとのこと

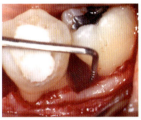

歯周外科手術．6̅ 遠心部に6mmの骨縁下欠損（2〜3壁性）が認められる（歯周基本治療で感染根管治療を行った）

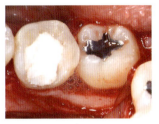

Emdogein® gel の塗布

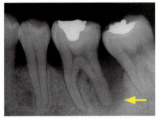

初診．6̅ 遠心部に根尖に及ぶ骨吸収がみられる．歯髄生活反応（−）

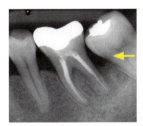

SPT（術後10年）．歯槽骨の改善が認められる

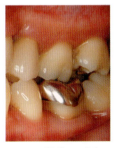

SPT（術後10年）

部位	処置法	歯肉退縮量	PD減少量	CAL獲得量
6̅	EMD	1mm	5mm (8 → 3mm)	4mm

PD: プロービングデプス，CAL: クリニカルアタッチメントレベル

図 31-10　エムドゲイン®ゲルの症例

Q32 骨移植材の種類は？

1．骨移植術の目的

　骨移植術は，骨欠損部の再生による歯周組織の安定と歯の支持増強を目的として行います．適応症の選択にあたっては，移植材を保持する骨壁数が多いほど，さらに骨壁からの血流が豊富なほど移植材が安定するため，骨再生が期待できます．骨移植術はGTR膜やEMDと併用しても使用されることがあります．特にGTR膜のみでは，血餅を保持することが困難な骨壁の少ない骨欠損において，骨移植材を併用することで再生の場を確保し，安定を図ります（スペースメーキング）．

2．骨移植材の種類[1〜3]

1）自家骨

　骨誘導能および骨伝導能を有し，移植材のゴールドスタンダードとして用いられています．しかし，採取部位や供給量に限界があることや採取時や移植時に唾液やプラークが混入することで，感染するリスクがあります．

2）他家骨（同種骨）

　ヒト屍体の長管骨などを採取し，放射線処理による抗原性の除去やその後の一連の滅菌処理がなされているため，安全性はきわめて高いとされていますが，国内で使用することはできません．脱灰されている凍結脱灰乾燥骨（demineralized freeze-dried bone allograft：DFDBA）と，脱灰されていない凍結乾燥骨（freeze-dried bone allograft：FDBA）の2種類があります．ともに骨伝導能があり，DFDBAでは脱灰することによって骨基質からのBMPによる骨誘導能があります．

3）異種骨

　動物（ウシ）の骨を用いた移植材．

　（1）ボーンジェクト（高研）：ウシ焼骨アテロコラーゲン．

　（2）Bio-Oss®（ガイストリッヒ）（図32-1）：ウシ骨を高熱（約300℃）で焼結処理し，有機成分が存在しない状態にしたもので，結晶構造や多孔性の状態は骨本来の構造を保たれているといわれています（図32-2）．垂直性骨欠損（図32-3）および根分岐部病変2度にGTR法（Bio-Guide®；ガイストリッヒ）と併用して適応することができます．

4）人工骨移植

　①リン酸三カルシウム（TCP）：β-TCP

　　リン酸三カルシウムの一つの型であり，骨伝導能をもち，骨に完全に置換されます．CERASORB®M（図32-4，5）などがあります．

　②ハイドロキシアパタイト（HA）：骨伝導能があり生体親和性に優れていますが，吸収はさ

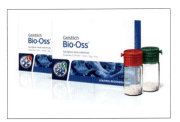

図32-1 Bio-Oss® 高度管理医療機器として国内承認済み

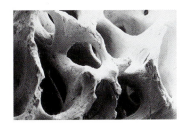

図32-2 Bio-Oss®（50倍拡大像）骨本来の構造に類似している

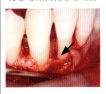

骨移植術（骨移植前）

2] 遠心部に垂直性骨欠損（骨欠損深さ4mm）が認められる（矢印）

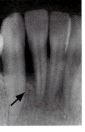

術前

2] 遠心部に垂直性骨欠損が認められる（矢印）

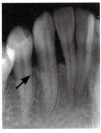

骨移植術（Bio-Oss®）

術後2年．2] 遠心部に骨再生とともに，Bio-Oss®と思われる顆粒の残留が認められる（矢印）

部位	処置法	歯肉退縮量	PD減少量	GAL獲得量
2]	Bio-Oss® Bio-Guide®	1mm	4mm (7→3mm)	3mm

術後2年

図32-3 垂直性骨欠損の症例

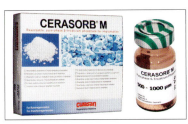

図32-4 CERASORB® M（国内承認）

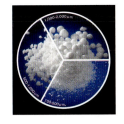

図32-5 CERASORB® M 気孔率65%，多孔性細粒構造，吸収性材料

れません．アパセラムAX®（HOYA），ボーンタイト®（HOYA）などがあります．

（しぶかわ歯科医院／東京歯科大学臨床教授　渋川義宏）

参考文献

1）佐藤秀一，伊藤公一：歯周組織再生および骨再生における骨移植材の現状―どの骨移植材が最も効果的か？ 日歯周誌，55：300～311，2013．

2）特定非営利活動法人 日本歯周病学会編：歯周病の検査・診断・治療計画の指針 2008．医歯薬出版，東京，2009，27～31．

3）特定非営利活動法人 日本歯周病学会編：歯周病患者における再生治療のガイドライン 2012．医歯薬出版，東京，2013．37～46．

Q33 歯周病治療に伴う根面齲蝕への対応について

　歯周病の治療後に歯根露出した部分は，根面齲蝕のリスクが高くなります．特に，歯周病が重度であるほど治療後の歯根露出が多くなり，根面齲蝕の発生がメインテナンス時の予後不良要因の一つとなっています．

1）根面齲蝕の特徴

　歯肉退縮により露出した根面は，エナメル質と比較してミネラル濃度が低く，耐酸性に劣るため齲蝕のリスクが高くなります．根面齲蝕は耐酸性の低い根面に選択的に広がり，側方や歯頸部をとりまくように広い範囲にみられることがあります（図33-1）．このように根面齲蝕が隣接面部や根分岐部病変部に発症した場合，部位的に処置が困難なことが多く対応に苦慮することがあります．

　さらに露出根面はエナメル質と比較して無機質の含有量が少ない特徴があります．これによって，齲蝕の初期は表面の脱灰，軟化として認められ，大きな欠損にならず健全歯質との境界が不明瞭になることがあります．このような根面齲蝕表面の性状とミニマムインターベンション（MI）の理念とから，病変部の硬さを指標にした根面齲蝕の臨床的な分類が提唱されています（表33-1）．そこでは齲蝕を活動性あるいは非活動性に分けて，欠損の浅い初期活動性根面齲蝕に対しては再石灰化をはかり，非活動性にする治療が行われています．この理念に基づいた治療は，在宅医療や全身疾患を伴う高齢者に対しても将来性が期待されますが，治療効果の評価と維持するための管理が重要となります．

2）根面齲蝕の発症に関与する因子

　根面齲蝕は，歯肉退縮による根面露出部に生じます．歯肉退縮の原因として，歯周病や歯周治療後に生じる歯肉退縮のほかに，高齢者は加齢による歯槽骨の吸収と歯肉上皮の菲薄化などによっても，歯肉退縮が生じることがあるので注意が必要です．さらに近年超高齢社会を迎え，中～高年者の保有歯数の増加に伴って，経年的に高齢者における齲蝕有病率の上昇が報告されています．

　露出根面のプラークコントロールの状態が，根面齲蝕の発生を左右する大きな要因の一つです．たとえば，不良補綴物や義歯のクラスプがかかっている鉤歯は，プラークが停滞しやすくなるため適合の良い補綴物に変えたり，注意深いプラークコントロールが必要となります．

　さらに歯周病患者の多くが中高年であるため，メインテナンス期間も含めると，さまざまな全身疾患とそれに伴う薬剤の服用にも注意が必要になります．加齢に伴う唾液の減少や口腔乾燥を副作用とする薬剤の服用によって，唾液分泌量の減少や唾液の緩衝能の低下が生じて自浄作用が低下することがあります．また，単独で口腔乾燥を引き起こす薬剤のほか，複数の薬剤を併用することによって，口腔乾燥が引き起こされることも考慮が必要です．

　メインテナンス中に食生活や嗜好品の変化などが原因で，齲蝕活動性を高めることも多いので，リコール時に適切な予防や指導が必要になります．

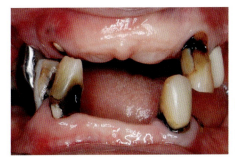

図 33-1 根面齲蝕の症例
90歳代，男性，歯肉の退縮に伴って根面齲蝕がみられる

表 33-1 根面齲蝕の臨床的分類

	表面性状	診断基準	病変の状態
Soft lesion	軟らかい	容易に探針が挿入できる	活動性
Leathery lesion	なめし革（レザー）様	探針は挿入できるが引き抜く際に抵抗がある	活動性または非活動性
Hard lesion	健全歯根面と同程度に硬い	探針の挿入はできない	非活動性

3）根面齲蝕の予防法

（1）食生活の改善

頻繁に甘味食品を口にしている患者や口腔乾燥のため飴をなめている患者は，短期間に根面齲蝕が多発することがあるので，これらの習慣を改善する必要があります．口腔乾燥がみられる場合は，食事の際よく噛むことで唾液の分泌を促したり，飴の代わりにキシリトールガムやキャンディなどに変更することが考えられます．

（2）ブラッシング時の注意

根面は歯冠部エナメル質より磨耗しやすいため，ブラッシング圧やストロークの大きさなどに注意が必要です．また，露出根面のブラッシングは，歯間ブラシやデンタルフロスなどの補助的清掃器具の併用が効果的です．口腔清掃指導時には，根面や歯頸部にしっかりと毛先があたっているかをこまめにチェックすることが重要で，鉤歯の欠損側隣接面や孤立歯などブラッシングが難しい部位では，ヘッドの小さい歯ブラシの使用が必要になることもあります．さらに，ブラッシングが上手く行えない高齢者では，電動歯ブラシが効果的になることもあります．

（3）フッ化物の使用

フッ化物は，歯質周囲に微量に存在することで，脱灰抑制と再石灰化促進を果たすといわれています．したがって，根面齲蝕の予防にはフッ化物配合歯磨剤を使用することが効果的であると考えられます．フッ化物濃度を高濃度で効率的に作用させるためには，まず最初に歯磨剤を用いずにブラッシングを行い，プラークを除去して根面を露出した後に，改めて歯磨剤を用いて歯面全体に行き渡らせるようにブラッシングする方法も良いでしょう．

同様に，フッ化物配合洗口剤も有効といえます．1日1回，食後または就寝前に使用します．歯全体に行き渡るように含み洗いをして吐き出したあと，しばらく飲食や洗口は控えるように指導を行います．

Q33 歯周病治療に伴う根面齲蝕への対応について

　現在市販されている歯磨剤のほとんどは，フッ素が配合されています．その中でフッ素の配合率が記載されている歯磨剤で，高濃度のフッ素（950ppm）が配合されているとともに研磨力が低い，もしくは研磨剤が配合されていないものが推奨されます．コンクールジェルコートF（ウエルテック社；研磨剤無配合），チェックアップスタンダード（ライオン；低研磨性・低発泡性），バトラーデンタルケアペースト（サンスター；低研磨・低発泡性），ガムプロズデンタルジェルセンシティブ（サンスター；研磨剤無配合，低発泡性）などが挙げられます（図33-2）．

　また，フッ素配合洗口液として，今までは粉を溶かして使用するタイプが主流でしたが，現在では少しでも粉を溶かすなどの調整する手間を必要としないタイプのものを使用するほうが安全であると考えられます．その点では，フッ化物イオン濃度450ppmを有するバトラーF洗口液0.1％（サンスター），フッ化ナトリウム洗口液0.1％（ライオン），フッ化ナトリウム洗口液0.1％（ジーシー），フッ化ナトリウム洗口液0.1％（ビーブランド）は，患者が抵抗なく継続して使用してもらえるでしょう（図33-3）．さらに，自分でブラッシングのできない高齢者の場合には，介護者が使用することからブラシ付きバトラールートジェルF（サンスター）が導入しやすいと思われます（図33-4）．

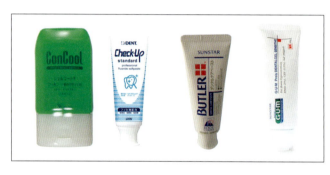

図33-2 フッ素配合歯磨剤
　左から，コンクールジェルコートF（ウエルテック），チェックアップスタンダード（ライオン），バトラーデンタルケアペースト（サンスター），ガムプロズデンタルジェルセンシティブ（サンスター）

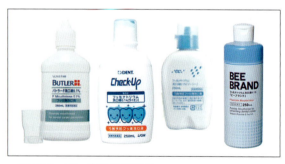

図33-3 フッ素配合洗口液
　左から，バトラーF洗口液（サンスター），チェックアップフッ化ナトリウム液0.1％（ライオン），フッ化ナトリウム洗口液0.1％（ビーブランド）

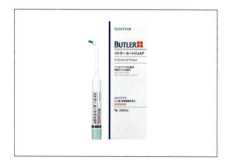

図33-4　ブラシ付き歯磨剤
　バトラールートジェルF（サンスター）

(4) プロフェッショナルケア

リコール時に，フッ化物配合ペーストを併用したPMTCを定期的に行います．高濃度で停滞性の高いフッ化物バーニッシュは，齲蝕リスクの高い患者さんに対するプロフェッショナルケアとして推奨され，象牙質知覚過敏症用としてFバーニッシュTM（東洋製薬化成㈱），ダイアデントTM（昭和薬品化工㈱）などが販売されており，根面齲蝕にも応用されています．

4）根面齲蝕の処置

歯周病による歯肉の炎症が強い場合には，はじめにプラークコントロールを徹底して行い，炎症の改善後に修復処置を行うことが大切です．しかし，高齢者あるいは薬剤の服用による口腔乾燥によって唾液量が少なく，プラークが付着しやすい場合には，齲蝕部位への早めの対応も検討すると良いでしょう．

根面齲蝕の初期段階では，先の予防法の項目（3）で紹介したフッ化物配合歯磨剤の使用およびフッ化物配合洗口剤の洗口を毎日行うことによって，初期活動性根面齲蝕を非活動性にする治療も考慮すると良いでしょう．

しかし根面齲蝕のステージが進行して実質欠損が大きくなっている場合は，通常，感染歯質を削除した後に充填修復処置が適用されます．

現在，根面齲蝕の修復処置には，コンポジットレジンかグラスアイオノマーセメントが用いられています．歯質接着性や強度，審美性の点では，コンポジットレジンが明らかにグラスアイオノマーセメントよりも優れています．しかし，根面齲蝕は歯冠部齲蝕とは異なり，咬合力が直接作用しない部位であること，また一連の修復操作が簡便であること，さらにフッ化物徐放性があることなどから，従来型またはレジン添加型グラスアイオノマーセメントの使用が推奨される意見も多くあります．著者も，特に根面齲蝕は歯肉縁下に及ぶことが多いことから，防湿が困難になる場合も多く，グラスアイオノマーセメントを使用することを推奨します．さらに，充填材から放出されるフッ化物の作用によって，二次的な齲蝕の発生が抑えられる可能性があります．根分岐部や歯肉に接する部分の欠損が充填されて形態が適切に回復することによって，プラークの付着も少なくなりブラッシングを行いやすくなります．

（北海道大学大学院 歯学研究科 口腔健康科学講座　齋藤恵美子）

参考文献
1) 加藤 熈 編：新版 最新歯周病学．医歯薬出版，東京，2011, 330～341.
2) 渋川義宏 著：歯周病系「歯周病の際の歯根齲蝕への対応について教えてください？．歯科学報，**26**（5）：494～496, 2009.
3) 特定非営利活動法人日本歯科保存学会 編：MI(Minimal Intervation)を理念としたエビデンス（根拠）とコンセンサス（合意）に基づくう蝕治療ガイドライン，永末書店，東京，88～101, 2009.

Q34 歯周病は薬で治るの？

　薬物療法とは，抗菌薬や抗炎症薬などを全身的，局所的に応用して歯周治療を行うことをいいます．歯周病は，プラーク中の複数の歯周病原細菌によって発症する混合感染症です．歯周治療では，歯周病原細菌の温床である細菌性プラークや，プラーク保持因子として歯石の除去が基本となります．一方，歯周病原細菌は，歯周ポケット内にバイオフィルムを形成します．これは異種細菌が凝集し，細菌が細胞外に産生した多糖によって形成された菌のフィルムです．バイオフィルム中の細菌は，菌体外多糖で保護されているので貪食細胞，抗体あるいは抗菌薬などに対して抵抗性を示します．そのため，抗菌薬投与のみによる治療は困難であり，スケーリング・ルートプレーニング（SRP）などの機械的処置により，バイオフィルムを破壊した部位に併用して抗菌薬投与を行うことが，抗菌療法の重要なポイントです．薬物療法には，急性症状の緩和のための抗菌薬の全身投与や歯周ポケット内の抗菌薬の局所投与，経口抗菌療法，薬液により歯周ポケット内洗浄や含嗽剤による含嗽があります[1～3]（**表 34-1**）．

1. 急性期における適応

　急性歯周膿瘍や歯周炎の急性発作などの場合，抗菌薬，抗炎症薬，鎮痛薬，洗口剤の投与が有効です．急性期では起因菌の同定が難しいことから，広域スペクトルの抗菌薬（ペニシリン系，セフェム系のプロドラッグ（体内で代謝されてから作用を及ぼす種類の薬物）など）の全身投与を行います．一方，塩酸ミノサイクリンを用いた局所薬物配送システム（Local Drug Delivery System：以下，LDDS）を応用することもあります．

2. 抗菌療法による歯肉縁下プラークコントロール（表 34-2）

　抗菌療法を行うには，その前提として①プラークコントロールがどの程度できているか，②歯肉縁下歯石が除去できているか，③プラークリテンションファクターを可能な限り除去してあるか，などを確認しておく必要があります．

1）局所抗菌薬による歯肉縁下プラークコントロール

　歯周治療における薬物療法は，スケーリング・ルートプレーニング（SRP）などの機械的方法のみでは歯周病原細菌の除去が不完全と考えられる歯周ポケットに併用することにより，デブライドメントの効果を促進させる目的で行います．薬剤による歯周治療における歯肉縁下プラークコントロールとしては，①ポケット内洗浄法，②ポケット内抗菌薬投与法があります．ポケット内洗浄法で用いる薬剤には，ポピドンヨード，塩化ベンゼントニウム，オキシドール，アクリノールなどがあります．ポケット内に投与する薬剤としては，塩酸ミノサイクリンを用いた局所薬物配送システム（LDDS）があります．LDDSは歯周ポケット内に直接薬剤を注入し，一定期間，歯周ポケット内に停滞し，徐々に薬剤が徐放することで，歯周病原細菌の増殖を抑制する方法です．LDDSの薬剤としては，ペリオクリン®歯科用軟膏（サンスター：**図 34-1**）とペリオフィール®

表 34-1　診断の分類からの歯周基本治療の選択[1]

診断分類	全身管理* (医科連携)	機械的な治療		薬物治療				
		歯肉縁上 (プラークコントロール,スケーリング)	歯肉縁下 (スケーリング・ルートプレーニング)	歯肉縁上	歯肉縁下			
					局所抗菌療法			経口抗菌療法
				洗口法	ポケット内洗浄	LDDS**		
プラーク性歯肉炎		○	△	△	△			
慢性歯周炎(軽度)		○	○	△	△	△		
慢性歯周炎(重度)	△	○	○	○	○	△		△
侵襲性歯周炎	○	○	○	○	○	△		△

LDDS**：局所薬物配送システム

○：必須あるいは推奨されている処置
△：必要に応じて行われる処置
＊血糖コントロール・心理社会的ストレス改善，服薬変更，栄養食生活の改善，禁煙支援

表 34-2　歯周病治療で用いられる局所投与薬

商品名	ペリオクリン® 歯科用軟膏 サンスター(株)	ペリオフィール® 歯科用軟膏 昭和薬品化工(株)	ヒノポロン® 昭和薬品化工(株)	テトラサイクリン・プレステロン® 日本歯科薬品(株)
組成	1シリンジ(0.5g)中 塩酸ミノサイクリン 10mg 担体：ヒドロキシエチルセルロース	1シリンジ(0.5g)中 塩酸ミノサイクリン 10mg 担体：ヒドロキシプロピルメチルセルロース	1g中 ヒノキチオール 1mg 酢酸ヒドロコルチゾン 5mg アミノ安息香酸エチル 15mg	1g中 塩酸テトラサイクリン 30mg エピジヒドロコレステリン 20mg
効能・効果 (適応症)	歯周組織炎	歯周組織炎	急性歯肉炎 辺縁性歯周炎	歯周組織炎，抜歯創・口腔手術創の二次感染，感染性口内炎
軟膏基材による薬剤の持続性	あり(LDDS)	あり(LDDS)	なし	なし
用法・用量	通常1週に1回，患部歯周ポケット内に充満する量を注入する	通常1週に1回，患部歯周ポケット内に充満する量を注入する	1日に1回適量を注入する．塗布する場合1日1～3回使用	1日数回，患部に適量を塗布または塗擦する

歯科用軟膏（昭和薬品化工：図 34-2）の２つが，現在市販されています．これらは，*Porphyromonas gingivalis* などの主要な歯周病原細菌に対して，抗菌作用やコラゲナーゼ活性阻害作用を有しています．使用に際しては，歯周基本治療においてスケーリング・ルートプレーニングによる歯根面の機械的デブライドメントを行った後，4mm以上のポケットが残存する部位に対して注入するという規定があり，薬剤の徐放効果から１～２週間に１回，３～４回連続投与を目安とします．LDDS以外には，歯周炎の患部に局所塗布あるいはポケット注入することで，症状の緩和を図る薬剤（ヒノポロン（昭和薬品化工：図 34-3），テトラサイクリン・プレステロン歯科用軟膏（日本歯科薬品：図 34-4）があります[4]．

Q34 歯周病は薬で治るの？

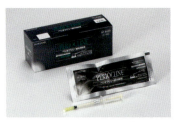

図 34-1　ペリオクリン®
　　　　歯科用軟膏

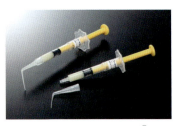

図 34-2　ペリオフィール®
　　　　歯科用軟膏

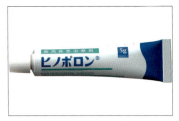

図 34-3　ヒノポロン®

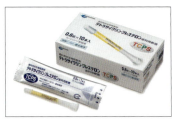

図 34-4　テトラサイクリン・
　　　　プレステロン歯科用軟膏

2）経口抗菌療法[5]

　経口抗菌療法は，通常の歯周基本治療では改善の認められない歯周炎患者（治療抵抗性患者，難治性歯周炎患者），重度の広汎型歯周炎症例（重度広汎型慢性歯周炎，広汎型侵襲性歯周炎）や，全身疾患関連歯周炎に罹患した中等度から重度歯周炎症例に対して，機械的な歯肉縁上および縁下プラークコントロールと併用して用いられます．用いる経口抗菌薬の種類は，ペニシリン系，セフェム系，テトラサイクリン系，マクロライド系，ニューキノロン系などを症例により適切に選択することが推奨されています（症例および抗菌薬の選択については，Q19 を参照）．使用頻度の高い抗菌薬の種類と投与量を以下に示します（投与期間は一般的に 3～5日）．

①**ペニシリン系**：アモキシシリン（サワシリン®）

　　1回量 250mg，1日3～4回投与（1日量：750～1,000mg）．

②**セフェム系**：セフカペン・ピボキシル（フロモックス®），セフジトレン・ピボキシル（メイアクト MS®），セフジニル（セフゾン®）

　　1回量 100mg，1日3回投与（1日量：300mg）．

③**テトラサイクリン系**：ミノサイクリン（ミノマイシン®）

　　初回量 100～200mg，その後，12時間ごとか24時間ごとに 100mg を投与．

④**マクロライド系**：

　　クラリスロマイシン（クラリス®，クラリシッド®）

　　1回量 200mg，1日2回投与（1日量：400mg）．

　　アジスロマイシン（ジスロマック®）

　　1回量 500mg，1日1回で3日間投与

　　1回のみ服用する 2g のシロップ

⑤ **ニューキノロン系：**

レボフロキサシン（クラビッド®）

1回量500mg，1日1回投与（1日量：500mg）．

シタフロキサシン（グレースビッド®）

1回量100mg，1日1回投与または1回量50mg，1日2回投与（1日量：100mg）．

または，1回量100mg，1日2回投与（1日量：200mg）．歯周炎の急発の場合，3〜5日間の投与．

3．含嗽剤（洗口液）[6,7]

1）グルコン酸クロルヘキシジン（クロルヘキシジン）

クロルヘキシジンは，殺菌作用と界面活性作用があり，局所に薬物を保持し，その効果を長時間にわたって放出し続ける能力が高いため，ブラッシングとの併用により歯面へのプラーク付着抑制と歯肉炎に対する効果が報告されています．通常，0.2〜0.5％が口腔洗口剤として用いられますが，日本国内では高濃度で使用した際の副作用としてショック症状が報告されているため，きわめて低い濃度のクロルヘキシジンを含む洗口剤（含嗽剤）や歯磨剤が市販されています．副作用として茶褐色の歯面への着色，石灰化物の沈着や不快な味覚が挙げられます．

2）リステリン（エッセンシャルオイルズ）

リステリンは，チモール，ユーカリプトール，メントール，サリチル酸メチルの4つのエッセンシャルオイルズを26％のアルコール溶媒混合下で水溶液としたものです．リステリンのプラークと歯肉炎に対する効果は，フェノール系化合物のエッセンシャルオイルズが有するプラークへの浸透性の高さと，抗炎症作用が関与しているものと考えられています．リステリンは，米国でプラークと歯肉炎に対する効果がある洗口剤として，ADAの認可を受けています．

（しぶかわ歯科医院／東京歯科大学臨床教授　渋川義宏）

参考文献

1) 特定非営利活動法人 日本歯周病学会 編：歯周病の検査・診断・治療計画の指針2008．医歯薬出版，東京，2008，17〜18．
2) 日本歯周病学会 編：歯周病患者における抗菌療法の指針2010．医歯薬出版，東京，2011．
3) 鴨井久一ほか 編：標準歯周病学 第4版．医学書院，東京，2005，357〜362．
4) 二宮雅美，永田俊彦：初期治療における薬物療法（局所・全身）の指針．別冊 the Quintessence YEAR BOOK 2008 現代の治療指針 歯周治療と全治療分野編．クインテッセンス出版，東京，2008．72〜73．
5) 三辺正人，吉野敏明，田中真喜 編：ペリオドンタルメディスンに基づいた抗菌療法の臨床．医学情報社，東京，2014．29〜37．
6) 和泉雄一ほか 編：ザ・ペリオドントロジー 第1版．永末書店，京都，2009，123〜124．
7) 古市保志：ケミカルプラークコントロールについて．日歯周誌，**55**(1)：3〜8，2013．

Q35 糖尿病患者への歯周治療時の注意事項は？

1. 糖尿病が歯周病に及ぼす影響（Q11を参照）

これまで，1型糖尿病は歯周病の危険因子とされてきましたが，2型糖尿病患者の歯周病発症率も非糖尿病患者の2.6倍高いことが報告されています．糖尿病患者では，微小循環障害による創傷の治癒遅延や，血糖値が上昇することによるコラーゲン（歯周組織を構成する主な基質成分）の代謝能力の低下，歯根膜線維芽細胞の機能異常による組織修復機能の低下などが報告されています．さらに，最終糖化産物（コラーゲンを含めてタンパク質が非酵素的に糖化反応を繰り返すことでつくられる最終産物）が，炎症性サイトカインや活性酸素の産生を誘導し，歯周組織破壊に関与するといわれています．

2. 歯周病が糖尿病に及ぼす影響

一般に，肥満を伴う糖尿病患者では，脂肪細胞から多量の腫瘍壊死因子（TNF-α）が産生され，その血中濃度が上昇しインスリン抵抗性を高める（インスリンの効きが悪くなる）ことが知られています．一方，歯周炎患者においてもTNF-αの血中濃度が上昇することが明らかにされています．

すなわち，歯周病原細菌は主としてグラム陰性桿菌（*Porphyromonas gingivalis*など）ですが，グラム陰性菌は内毒素を産生します．内毒素は，グラム陰性菌の外膜の構成成分であるリポ多糖（LPS：lipopolysaccharide）で宿主細胞に対して障害的に作用し，炎症性サイトカイン（TNF-α，IL-1β，IL-6など）を誘導することで組織破壊や歯槽骨吸収を促進します（図35-1）．歯周炎の病巣部で産生されたTNF-αは，血中のTNF-α濃度を高め，全身の種々の細胞のインスリン抵抗性を高めている可能性が考えられます．

近年，2型糖尿病患者の歯周治療による炎症のコントロールは，TNF-αを軽減させ，インスリン抵抗性が低下し血糖コントロールが改善したという興味深い臨床データも報告されています．これらのことから，歯周治療は2型糖尿病患者の血糖コントロールの改善の一助を担うと考えられます（図35-2，3）．

3. 糖尿病患者の歯周治療を行うにあたっての注意事項

1）糖尿病の病状把握

（1）インスリン依存状態を確認すること（1型糖尿病患者は血糖値が不安定になりやすい）．

（2）血糖のコントロールの状態を治療ごとに確認する．血糖のコントロールの状態が悪いときや不明なときは，糖尿病担当医に問い合わせをすること．

（3）歯周治療時には，HbA1c値を6.9％（NGSP）未満に維持することが望ましい[1]（表35-1）．
（特に歯周外科治療等の観血的処置を行う際の血糖コントロールの目安は，術前のHbA1c

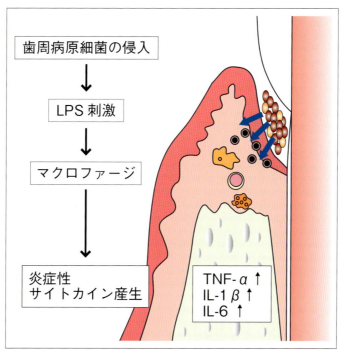

図 35-1　歯周炎局所における TNF-α の産生

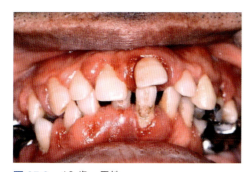

図 35-2　46 歳，男性
　全顎的な歯肉の発赤，腫脹および 6mm 以上のプロービングデプスを認める．高血圧症の既往があり 10 年前より Ca 拮抗薬服用．HbA1c は 8.3% で血糖コントロールは不良である

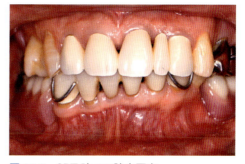

図 35-3　SPT 時の口腔内写真
　糖尿病治療と歯周治療により HbA1c は 6.3% に改善した．プラークコントロールの徹底と 2 ヵ月毎の SPT により歯肉の状態は安定している

表 35-1　血糖コントロールの指標と評価[1]

評価	優	良	可		不可
			不十分	不良	
HbA1c（NGSP*）% HbA1c（JDS）%	6.2 未満 5.8 未満	6.2〜6.9 未満 5.8〜6.5 未満	6.9〜7.4 未満 6.5〜7.0 未満	7.4〜8.4 未満 7.0〜8.0 未満	8.4 以上 8.0 以上
空腹時血糖値 （mg/dl）	80〜 110 未満	110〜 130 未満	130〜160 未満		160 以上
食後 2 時間 血糖値 （mg/dl）	80〜 140 未満	140〜 180 未満	180〜220 未満		220 以上

NGSP*：国際標準値

Q35 糖尿病患者への歯周治療時の注意事項は？

6.9％（NGSP）未満，空腹時血糖100〜140mg/dL，もしくは食後血糖160〜200mg/dLを目安とする）

2）合併症の有無

脳血管障害，虚血性心疾患などに注意する．

3）歯周基本治療

(1) 徹底した口腔清掃指導を行う．
(2) 抗菌療法（局所あるいは経口）を利用し，可及的に非観血的歯周治療を行う．
(3) 予後不良と診断した歯は，早期に抜歯する（ただし，担当医との連携のもとに判断する）．

4）術後感染予防

(1) 血糖コントロールに応じて，術前・術後の抗菌薬の全身投与を検討する．
(2) 術後管理に注意し，創の治癒状態を確認すること．

5）SPT

(1) 頻回なメインテナンス（サポーティブペリオドンタルセラピー：SPT）を行う（SPTの間隔を年3〜4回よりも短くする）．
(2) SPT期の歯周炎の再発を防ぐためには，血糖コントロールを良好な状態に保つことが必要である．HbA1c（NGSP）7.0％超える状態は，再発のリスクが高い．

4. 慎重な対応を要する糖尿病患者の歯科治療あたって ―危険を避けるために配慮すべき事項―[1, 2)]

1）予約時の注意点

(1) 予約は午前，午後の早めの時間帯にとる（食後から治療までに時間をあけない）．
(2) 治療前には適切な食事を摂り，処方薬は確実に服用するよう指示する．
(3) 血糖コントロールが十分でない場合には，前投薬として抗菌薬を処方する．

2）治療時の注意点

(1) 治療時間は可及的に短くするよう配慮する．
(2) 治療中のストレスや不安を減らすよう配慮する（必要に応じて鎮静法行う）．
(3) 血糖値のチェックを行う．
①観血的処置時には，血糖値が200mg/dl以下であること
②高血糖症状がある患者の場合，尿中ケトン体陽性のときの治療は避ける
③血糖値が著しく高い場合は，ストレスの多い治療は避ける
(4) 糖尿病に由来する異常状態（低血糖発作，高血糖発作）に備えて準備をしておく．

＜低血糖発作＞
①症状（進行順）：空腹感，悪心，手の震え，あくび，嗜眠，頻脈，発汗，過呼吸，意識低下
②対応：歯科治療中止（強行しないこと），バイタルサイン確認（意識の有無，脈拍，血圧，呼吸など），血糖値の推定（手の震え，発汗から），まず，血糖値を上げる試み（意識あり：甘いジュース，砂糖水を飲ませる，ブドウ糖を摂らせて血糖値を上昇させる．意識喪失状態：50％ブドウ糖20mlをゆっくり静注，あるいは救急車で専門医に搬送）

③低血糖昏睡，高血糖昏睡に対応するための酸素吸入等の準備をしておく
　④合併症として冠動脈疾患がある場合には，全身状態のモニタを行う
　⑤摂食が困難となるような広範囲な外科処置等は避ける．

3) 治療後の注意点
　(1) 十分な抗菌薬の投与を行う（セフェム系抗菌薬が第一選択．糖尿病性腎症の場合，腎排泄の薬剤は避ける）．
　(2) 術後の創面管理に注意する．

4) 全般的な注意点
　喫煙者には，禁煙指導を行う．

5．抗凝固薬服用患者について

　虚血性心疾患患者は，抗凝固療法を受けている患者が多く，出血の管理に注意が必要です．歯肉に炎症を伴う歯肉縁下のスケーリング・ルートプレーニングは，出血の危険性が増加します．抜歯などの観血処置では，トロンボテスト値（TT：基準値70％以上）：30％以上，プロトロンビン値（PT：基準値11～15秒）：22～30秒以下，PT-INR*（International Normalized Ratio：基準値0.8～1.0）：2.0以下が望ましいとされています（* PT-INR（International Normalized Ratio）＝PT患者秒数/PT正常秒数）．

　近年，ワルファリン服用患者（PT-INR値：3.0以下）および抗血小板投与患者では，適切な局所止血処置（ガーゼによる圧迫処置や，酸化セルロース綿（サージセル綿）を細長くして圧排糸の要領で歯周ポケットに挿入し，ガーゼにて圧迫）などを行うことにより，薬剤の維持量を継続して，歯肉縁下の処置を含めた歯周治療や観血的処置が可能であることが報告されています．いずれにしても，観血処置を行うにあたって循環器内科専門医に照会を行い，歯科治療の侵襲程度を具体的に記載し，抗凝固薬の休薬あるいは減量について指示を仰ぐ必要があります．

　①抗血小板薬：アスピリン（アスピリン®），塩酸チクロピジン（パナルジン®），シロスタゾール（プレタール®），ベラプロストナトリウム（ドルナー®）など
　②抗凝固薬：ワルファリンカリウム（ワーファリン®）など

（しぶかわ歯科医院／東京歯科大学臨床教授　渋川義宏）

参考文献
1) 日本歯科医学会 監修：糖尿病患者に対する歯周治療ガイドライン．日本歯周病学会発行，精文堂印刷，2009．
2) 新田一浩，片桐さやか：糖尿病と歯周病について．東京歯医師会誌，**58**（9）：469～477，2010．
3) 岩本義博，高柴正悟：歯周病と全身疾患の関係（4）心筋梗塞などの循環器疾患者と歯周病．別冊 the Quintessence YEAR BOOK 2008 現代の治療指針　歯周治療と全治療分野．クインテッセンス出版，東京，2008，52～53．
4) 森本佳成：Q＆A 抗血栓薬服用中患者の歯周外科処置．Dental Diamond，**9**：111～112，2007．

Q36 歯周治療における Er：YAG レーザーについて

　近年，歯科用レーザーの開発が進み，歯周治療において従来の機械的治療法の補助あるいは代替手段として，さまざまな臨床応用が報告されています．特に，エルビウム・ヤグ（Er：YAG）レーザーは水への吸収性が高く，水分を含む生体組織によく吸収されるため，軟組織のみならず硬組織の蒸散能力にも優れたレーザーです．したがって，従来の軟組織治療のみならず歯根面や骨組織などの硬組織まで，応用範囲の拡大が期待されています．

1．Er：YAG レーザーの特性

　Er：YAG レーザーは，発振波長が 2.94μm のパルス波のレーザーで水への吸収性が高く，水分を含む生体組織によく吸収されるため，軟組織のみならず硬組織の蒸散能力にも優れたレーザーです．蒸散のメカニズムは，光エネルギーが組織中の水および有機成分に吸収され，熱作用により蒸散する効果（photothermal evaporation）に加えて，特に硬組織では，その気化に伴い内圧が亢進し，「微小爆発」による力学的作用により組織の崩壊が生じる「熱力学的蒸散（thermomechanical ablation）」，あるいは「光力学的蒸散（photomechanical ablation）」であると考えられています．

2．Er：YAG レーザーの歯石除去効果について

　歯石は多孔性の石灰化組織であり，その構成成分や小腔中に水分を含んでいるため，Er：YAG レーザーで蒸散することができます．しかし，Er：YAG レーザーは，歯石の選択的蒸散は不可能であり歯質も蒸散するため，エナメル質上の歯肉縁上歯石は，歯石直下のエナメル質の蒸散が避けられないため禁忌です．

　一方，歯根面上の歯肉縁下歯石の場合には，歯石の除去のみならず歯石直下に存在する病的セメント質を除去するルートプレーニングが必要です．したがって，レーザーによって歯石直下のセメント質が一層蒸散されることが許容できると考えると，根面上の縁下歯石が適応となります．ただし，歯石除去において根面を過剰に蒸散しないように，コンタクトチップを根面に平行あるいはわずかに斜めに保持し，定点照射することなく常にチップを上下あるいは左右に振る動作を用い，不適切な照射で過剰な損傷を起こさないように注意します[1]（**表 36-1**）．

　Er：YAG レーザーは非常に低い出力で殺菌作用を生じ，照射根面にはスメアー層がなく，エンドトキシンの分解・除去効果が認められ，殺菌効果および無毒化が期待されています．

3．歯周ポケット治療への応用

　Er：YAG レーザーによるポケット内の滅菌，ポケット内壁の掻爬および歯石除去を含む歯周病罹患根面のデブライドメントについては，盲目下で行うため，まだ手技や臨床的評価が確立しておらず，今後さらなる研究が必要です．

表36-1 Er:YAGレーザーの歯石除去への臨床応用上の注意および安全対策[1]

・防護眼鏡の着用による目の保護	
・適切な照射条件の選択	―出力と繰り返しパルス数
・注水の併用	―適切な水量とエアー量 ―非外科的治療ではエアーを少なくするか、オフにする（皮下気腫の防止）
・適切な照射手技の採用	―根面への平行あるいは斜め照射（根面歯質の過剰な蒸散の防止） ―コンタクトチップを上下あるいは左右に動かす操作
・エナメル質上の歯石除去は禁忌	
・レーザー照射時の蒸散物の的確な吸引操作	
・誤照射の防止	―フットペダルの確実な操作（不用意な踏み込みによる治療対象部以外への不慮の照射防止） ―金属修復物による反射の影響に対する注意 ―レーザー光の進行方向上にある対象組織への注意と必要に応じた周囲組織の保護あるいはレーザー光の遮断処置
・装置の安全管理責任者の設置と定期点検	

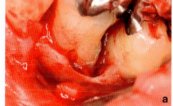 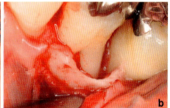

図36-1 Er:YAGレーザーを用いたフラップ手術
a：デブライドメント前．骨縁下欠損部に肉芽組織と根面上に歯石の沈着がみられる
b：デブライドメント後．Er:YAGレーザーを用いて注水下で炎症性肉芽組織および歯石を蒸散した．術後の治癒に問題はなく，良好な経過が認められた

歯周ポケットでの使用においては，冷却用のエアースプレーによりごくまれに皮下気腫を発生することがあるので，ポケット内照射を行う場合には極力エアーを少なくするか，あるいはオフにするなどの配慮が必要です．

4．歯周外科治療への応用

歯周外科治療における根面および骨欠損部のデブライドメント，骨形態の修正，術野の滅菌への応用が期待されています．Er:YAGレーザーでは骨組織の蒸散も可能であるため，骨面への熱影響は非常に少なく安全であり，フラップ手術中の骨整形や肉芽組織除去に応用可能です（図36-1）．

（しぶかわ歯科医院／東京歯科大学臨床教授　渋川義宏）

参考文献
1) 特定非営利活動法人 日本歯周病学会，日本レーザー歯学会 監修：ポジション・ペーパー（学会見解論文）レーザーによる歯石除去．日歯周誌，**52**（2）：180～190，2010．
2) 和泉雄一ほか 編：ザ・ペリオドントロジー．永末書店，京都，2009，165～168．

Q37 メインテナンス時のリスク評価とは？

　歯周基本治療から始まった積極的な歯周治療に引き続いて，歯周組織のメインテナンスケアを行うことによって，歯周治療で得られた効果を長期間持続させ，歯周組織の健康を維持することが重要です．歯周病の再発に関わる種々のリスクファクターを総合的に考慮したうえで，適切なメインテナンスケアを計画する必要があります（図 37-1）．

1. メインテナンスケアの目的

　歯周病患者は，歯周治療後に患者本人が行うセルフケア（ホームケア）を励行するだけでは，歯周組織の健康を維持することができない場合が多いので，定期的に患者を来院させることによって，患者の状況を正確に把握して再発と進行を予防したり，再発を早期発見して進行を最小限に抑制することが必要です．

2. メインテナンス時に病状を判定するために必要なリスクファクター

1) 歯周組織の診査とリスクファクター

①口腔清掃状態は，プラークの付着状態と歯肉炎の状態を合わせてチェックします．たとえば，来院直前のみに磨いてプラークの付着がなくても歯肉炎が改善していない場合，最近の患者のセルフケアの状況が不良であると把握できます．さらにプラークの付着状態について，染め出し液を用いて検査して記録を残すことは，患者の動機づけ（モチベーション）の強化に役立てたり，歯周ポケットの深い部位のブラッシング強化に役立てることができます．

②プロービングポケットデプスの測定は，継時的な変化を正しく記録することが重要です．そのために毎回，同じ歯周プローブを用いて1歯6点（あるいは4点）で詳しく検査を行うことが大切です．

③プロービング時の出血（BOP）は，予後の判定に重要です．出血がみられる部位（BOP（＋））がポケット内壁の炎症を示すので，歯周病の再発あるいは進行する危険性のある部位と考えられます．

④歯の動揺度は，咬合性外傷の重要な検査項目となります．継時的に記録することによってメインテナンス中に咬耗や歯の移動によって生じた早期接触や，ストレスなどによって増加したブラキシズムなどを検出することができます．咬合診査を行って咬合調整や固定，オクルーザルスプリントの作製などを検討します．

⑤根分岐部病変は，メインテナンス中に問題が生じやすい部位であるため，注意深く診査を行う必要があります．

⑥エックス線写真による検査は有効ですが，エックス線被曝量も考慮する必要があります．問題が生じた部位以外にも，全顎のエックス線写真は経年的な経過観察に役立つので，1〜2年に1回程度撮影すると良いでしょう．歯槽骨の吸収と根分岐部の変化に注意して観察する

患者は，50歳代の女性．4 3|の動揺を主訴に来院．治療は，動機づけを行った後，口腔清掃指導．歯の動揺が大きくて歯周治療が奏功しないと判断したので7 6 5 4 3 2 1|暫間固定（スーパーボンド）と咬合調整（早期接触，咬頭干渉の除去）を行った後，スケーリング・ルートプレーニングを行った．

欠損部に対しては，6 5|PD 作製した．再評価の結果，深い歯周ポケットの残存が認められ，病状の安定が得られなかったので，7 6 5 4 3|歯周外科処置（Widman 改良フラップ手術）を行った．

初診時：1991年10月24日

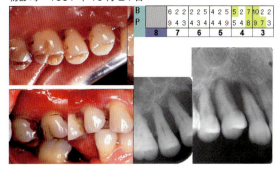

再評価の結果，歯周ポケットは改善し，病状は改善したが，歯の動揺は大きくて機能回復が得られないと判断して，6 5 4 3|歯周治療装置（冠形態）を装着して固定の範囲を検討した．7 6 5 4 3|連結冠を装着した後に SPT へ移行した．

再評価時：1992.6.10.

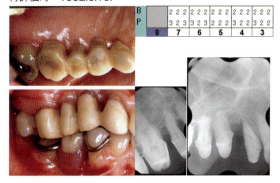

SPT 移行後，16年経過したが病状の安定が維持されている．

SPT 時：2009.1.12.

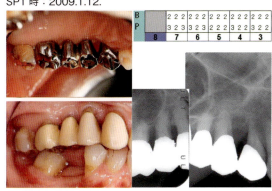

最近の SPT 時の状態．
SPT 移行後，21年経過したが病状の安定が維持されている

SPT 時：2013.5.15.

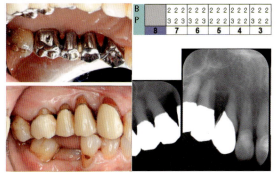

図 37-1　良好なメインテナンス経過の1症例

Q37 メインテナンス時のリスク評価とは？

表37-1 長期のメインテナンスに影響する要因[1]

	メインテナンスしやすい症例と部位	メインテナンス時に問題が生じやすい症例と部位
全体的評価	○リコールシステムに沿って定期的来院（健康への意識が高い）	○リコールシステムに応じず，問題が生じた時のみ来院
	○口腔清掃に熱心で，テクニックも上達している	○口腔清掃の熱意が低く，テクニックも不十分
	○ブラキシズム習癖がないか弱い	○ブラキシズム習癖が強い
	○全身性修飾因子がないか少ない	○全身性修飾因子がある（全身疾患，免疫力低下，喫煙など）
	○再評価で治療の状態（ポケットの残存ない）	○病状安定の状態
局所的評価	◎歯周病が比較的軽度（歯周基本治療による改善が著しい）	◎歯周病が中〜重度（基本治療による改善に限界あり，種々の修正治療を行った）
	○長い上皮性付着（手術により再付着した部分）は少ない	○長い上皮性付着，深いポケットの残存部がある
	○2次性咬合性外傷（動揺歯）はない	○2次性咬合性外傷の危険あり
	◎局所性修飾因子が少ない，または改善している	◎局所性修飾因子が多い（歯列不正，口呼吸，補綴物など）
	○根分岐部病変が1度以内 　根面溝，亀裂がない	○根分岐部病変が2〜3度 　根面に溝，亀裂がある
	○下顎前歯部（清掃しやすく，咬合力が弱い） 　犬歯（歯根長く，清掃しやすい）	○第二大臼歯，第一大臼歯（清掃しにくい，咬合力が強く働く，根分岐部病変を伴いやすい）
	○生活歯	○失活歯（根面齲蝕，歯根破折が生じやすい）

ことが大切です．

⑦上記の診査項目以外にもアタッチメントレベルの測定，細菌検査，歯肉溝滲出液の検査などが有効であると考えられます．

2) 口腔内の診査とリスクファクター

①患者は，口腔内の変化に気が付かない場合もあるので，検査の最初に粘膜疾患や口腔内の変化をチェックして，スクリーニングを行うことも重要な歯科医師の役割です．

②齲蝕診査は，根面や歯頸部の齲蝕の有無を注意深く診査して，状態に応じて修復処置あるいは予防処置を行います．修復・補綴物について脱離や破損の診査も行います．

③咬合診査は，外傷性咬合のコントロールに必要です．義歯やオクルーザルスプリント（またはナイトガード）を使用している患者の場合，装着時の診査も行います．

3) 全身健康状態の評価

全身的な健康状態は，生体の反応に大きく影響するので歯周病の重要なリスクファクターです．全身疾患の有無を確認して，疾患がある場合にはその病状を把握することが重要です．

①糖尿病，骨粗鬆症，免疫疾患などの場合には，その病状について検査数値を含めて記録し，治療内容および投薬内容，さらに今後の予定などについても把握する必要があります．

②生活習慣では喫煙の有無について，喫煙者の場合には1日当たりの喫煙本数あるいは禁煙年数を確認することも重要です．そのほかに栄養障害やストレスなどについて把握を行うことも大切です．

③以前の医療面接や検査で把握している年齢，性別，人種およびDown症候群，IL-1遺伝子陽性型など，遺伝的因子などの有無も全身的リスクファクターになります．

3. リスク評価と再治療

　各診査やリスクファクターの有無などから，歯周治療の効果が維持しているか判定して病状を評価します．歯周組織が治癒した状態を維持している場合には，メインテナンスとして処置を行います．具体的には，モチベーションが維持されているか，そして良好な口腔清掃状態が維持されているかを確認して，必要に応じて専門的機械的歯面清掃やスケーリング，SRP を行います．長期間のメインテナンスを維持するためには，メインテナンス中に問題が生じやすい症例と部位（表 37-1）について，特に注意深く観察して記録を残し，変化があった場合には適切な処置を行うとともに，リコールの時期や間隔についても検討する必要があります．また，喫煙や血糖値の高い糖尿病などの全身性のリスクファクターがある場合には，特に良好な口腔清掃状態が維持するように口腔衛生指導を徹底するとともに，リスクを下げる指導，管理も必要となります．4mm 以上のプロービングポケットデプス，根分岐部病変，歯の動揺が一部の歯に認められるが，病状は進行していなくて休止していると判断する場合には，サポーティブペリオドンタルセラピー（SPT）を行います．SPT ではモチベーションと良好な口腔清掃状態を維持するように指導を行うとともに，残存ポケットに対するスケーリング，SRP などを行います．リコールの間隔は一般的には 1 から 3 ヵ月程度と考えられますが，歯周組織の状態や患者の口腔清掃状態などを考慮してその都度決めると良いでしょう．たとえば最初は 1 ヵ月ごと，その後は状態に応じて 3 ヵ月，さらに 6 ヵ月間隔とすることもあります．

　しかし，プロービングポケットデプスが 4 mm 以上あって，さらに BOP（+）であり，プラークや歯石の沈着が多く認められる場合は，再治療を検討します．再治療では再発の原因を分析して，病状が安定するか治癒するまでしっかりとした治療計画を立てて対応することがポイントとなります．必要に応じて，口腔清掃指導の強化，SRP，ポケット内抗菌薬投与（LDDS），咬合調整，歯周外科処置などを行います．咬合の問題を解決するために，永久固定として修復・補綴物の調整や処置が必要になる場合もあります．また，全身的疾患や生活習慣の影響が大きいと判断される場合は，患者の理解と改善が必要になります．

（北海道大学大学院 歯学研究科 口腔機能学講座　齋藤　彰）

参考文献
1）加藤　熙 編：新版 最新歯周病学．医歯薬出版，東京，2011，330～341．
2）日本歯周病学会 編：歯周病の検査・診断・治療計画の指針 2008．医歯薬出版，東京，2008，198～205．
3）吉江弘正ほか 編：臨床歯周病学．医歯薬出版，東京，2014，122～129．

Q38 電動歯ブラシや音波歯ブラシを指導する際のポイントは？

　近年，口腔の健康に対する意識の高まりから電動歯ブラシの需要が増加しており，多種多様な電動歯ブラシが販売されています．現在，販売されている機種は①電動歯ブラシ（ギアモーターで歯ブラシを前後・反復回転運動させる），②音波歯ブラシ，③超音波歯ブラシ（音波・超音波の超高速振動を利用）に分類できます．

1．手用歯ブラシとの磨き方の違いについて

　音波式電動歯ブラシや回転振動式電動歯ブラシの場合，基本的に手用歯ブラシのように細かく動かす必要はありません．歯面に強く当てすぎないように1ヵ所に数秒当ててから場所を移動させます．超音波歯ブラシの場合は超音波式振動が細かすぎるため，手用歯ブラシと同じように動かす必要があります．

2．各歯ブラシの特徴

1）回転振動式電動歯ブラシ（図38-1〜3）

①回転運動型：回転運動するブラシの外側部では清掃性が高く，中央部は比較的低いため，ブラシ最外側の毛先部分を歯間部や歯頸部の齲蝕や歯周病の好発部位に届かせるようにずらしながら使用します．

②前後振動型・左右振動型：ブラシの運動方向と同じ方向に手を動かすと，ブラシが同じ部位にばかり当たり磨き残しが生じやすいので，前後運動型は上下に，左右運動型は前後に少しずらしながらブラシを当てます．複合運動型のものもあり，歯面の当て方は運動方向を考慮して行います．

2）音波歯ブラシ（図38-4〜6）

　振動数200〜300Hz，従来の電動歯ブラシと同様に機械的運動によりプラークの除去を行います．毛先の振動が従来の電動歯ブラシの振動を超え，音波の領域の微振動によりバイオフィルムを破壊します．超音速の振動に加えて，毛先の振幅による液体流動力（ダイナミッククリーニングアクション）により，歯ブラシの毛先が接していない範囲までのプラーク除去が可能とされています．音波歯ブラシは，歯肉のマッサージ効果があるとされています．

3）超音波歯ブラシ（図38-7〜9）

　振動数1.6MHzの超音波によって，音波歯ブラシでは成し遂げられない不溶性グルカンの破壊が可能であるとされています．また，超音波歯ブラシの機械的運動は2mmでブラシの先がほとんど振動しないため，手用歯ブラシを使用する要領で超音波歯ブラシ自体を動かす必要があります．その際，毛先の感覚を感じにくいため，毛先を強く歯面に当てすぎたりヘッドを大きく動かし過ぎたりする傾向があるので注意しましょう．

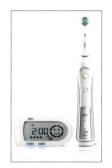

図 38-1　回転振動式電動歯ブラシ「ブラウン オーラル B」
　丸型のブラシヘッドと，3D 丸型回転の動きを特長とする電動歯ブラシ．「スマートガイド（歯磨きナビ）」（写真左）は，口腔内を上下左右で4分割し，偏った歯磨き癖を直すよう，場所と時間を画面で示してナビゲートしてくれる．また，200g 以上加圧が加わると本体肩部分の赤いランプが点灯し，ランプ点灯の間は上下振動が止まる

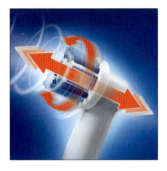

図 38-2　3D 丸型回転とは，1分間に約 40,000 回の上下振動，1分間に約 8,800 回の左右反転を同時に行う動きで，上下振動でプラークを浮かし，左右反転で浮かしたプラークを掻き出すという高い歯垢除去能力を発揮する

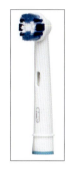

図 38-3　丸型のブラシヘッドは歯をすっぽり包み込み，歯間部に入り込みやすく，歯頸部にもフィットして磨ける形状である

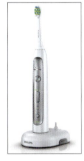

図 38-4　音波式電動歯ブラシ「フィリップス ソニッケアー フレックス ケアープラチナ」

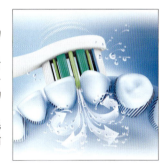

図 38-5　ブラシヘッドの毎分約 31,000 回の超高速振動と，幅広い振幅運動の組み合わせにより「ダイナミッククリーニングアクション（液体流動による洗浄力）」（音波水流）を強力に発生することで，毛先の届きにくい歯間部や臼歯の歯垢を効果的に除去する

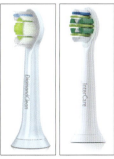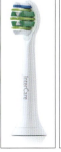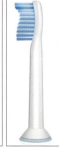

図 38-6　音波式電動歯ブラシの替えブラシ
　ダイヤモンドクリーン ブラシヘッド：高密度に植毛されたひし型毛先のブラシでより高いプラーク除去能力を発揮（左）
　インターケアー ブラシヘッド：歯間の奥までしっかりとプラーク除去（中央）
　センシティブブラシヘッド：柔らかな毛先で，知覚過敏の方におすすめ（右）

Q38 電動歯ブラシや音波歯ブラシを指導する際のポイントは？

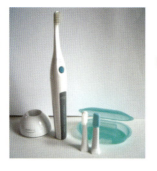

図38-7 超音波歯ブラシ「スマイルエックス AU-300D」（朝日医理科株式会社）
1.6MHzの超音波で菌の連鎖を弱め，16,000ストロークの音波微振動と超音波歯ブラシ自体を動かすことでプラークを除去する

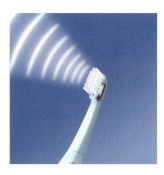

図38-8 本体先端部に内蔵された超音波発振素子より超音波が発振される

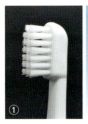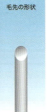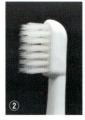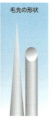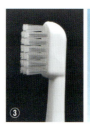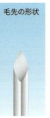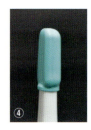

図38-9 超音波歯ブラシの替えブラシ
①フラット毛：歯面の歯垢除去がしやすい歯ブラシ
②先細毛：先端が細いため，歯間部に入りやすい歯ブラシ．毛が柔らかめの歯ブラシ
③ダイヤカット毛：毛の断面がひし形になっているので，毛先だけでなく毛の側面でも歯垢除去ができる歯ブラシ
④マッサージヘッド：ヘッドがシリコンラバーで超音波を伝わりやすくなっている．歯茎のマッサージ用

3．毛先の当て方

音波歯ブラシや超音波歯ブラシを用いて歯頸部のプラーク除去を重視した毛先を使用する方法では，唇頬側は歯面に対し毛先を90度になるように，1歯7～10秒を目安に当て，舌口蓋側は歯面に対し毛先を45度に当てます．前歯部の舌口蓋側は歯ブラシを縦にし，毛先を歯頸部に当て，毛先を歯肉溝や歯周ポケットに強く押し付けないようにします（ブラッシング圧：100～200g）．

4．使用にあたって注意する患者

ペースメーカーや除細動器使用者は誤作動を起こす可能性があるため，これら機械の使用の有無を確認する必要があります．

5．歯磨剤の使用について

電動歯ブラシは，手用歯ブラシよりも大きなパワーを有するものがほとんどです．歯磨剤の使用により，歯の摩耗や象牙質知覚過敏症の原因となるため基本的には使用せず，仕上げは手用歯ブラシに持ち換えて歯磨剤をつけて軽く磨くといった工夫が必要でしょう．あるいは，研磨剤の入ってない歯磨剤（ライオン：Check-Up foam など）や電動歯ブラシ専用の歯磨剤（ジーシー：音波＆電動歯ブラシ用歯みがきペースト）などを使用しましょう．さらに，歯磨剤はフッ素が入っているものを選びましょう．

6．手用歯ブラシと比較した場合の利点

① プラークの除去効果．隣接面や毛先が届かない部位は，手用歯ブラシと同様にデンタルフロスや歯間ブラシの併用が必要．
② 歯肉炎の予防，改善．
③ ブラッシング習慣の改善，維持．
④ ブラッシング所要時間の短縮．ブラッシングに要する時間は，電動歯ブラシでは1/4顎に対して30秒間，全顎で合計2分間というのが標準的．手用歯ブラシの1/3の時間で同じくらいの効果が期待できる．
⑤ 歯のステインや歯石の除去．
⑥ 薬用歯磨剤に含まれるフッ素などの配合成分の浸透促進．
⑦ 歯肉へのマッサージ効果（歯肉の細胞の活性化）．歯肉内縁上皮や歯肉線維芽細胞の増殖およびコラーゲン産生を促進させるマッサージ効果が，電動歯ブラシ（音波式歯ブラシや超音波歯ブラシ）では，手用歯ブラシよりも短時間で高くなる．

　手用歯ブラシよりも電動歯ブラシのほうが，高いプラーク除去力を示すことが報告されています．さらに，歯肉の炎症の抑制効果も認められることから，電動歯ブラシは臨床症状の改善に効果的であると考えられています．しかし，電動歯ブラシを正しく使用するためには，使用する電動歯ブラシの特徴を十分に理解し，歯科医師，歯科衛生士による清掃指導が必要です．

（しぶかわ歯科医院／東京歯科大学臨床教授　渋川義宏）

参考文献
1) 沼部幸博：電動歯ブラシの現状．東京歯医師会誌，**56**（3）：3〜9，2008．
2) 島村沙矢香，菅野直之，岡部茂子，山内桂子，伊藤公一：超音波歯ブラシと手用歯ブラシによるプラーク除去効果の比較検討．日歯周誌，**53**：191〜196，2011．
3) 松田裕子 編著：口腔ケア健康ガイド．学建書院，東京，2000，134〜138．
4) 山中玲子，小山玲子，山本龍生：電動歯ブラシ最前線—手用歯ブラシから電動歯ブラシへ　シフト・ザ・歯ブラシ．DHstyle，**2**（17）：15〜38，2008．
5) 森下真行：こんな時どうする Q&A 電動歯ブラシの適切な選び方と使い方？日本歯科評論，**69**（6）：9〜11，2009．

Q39 サポーティブペリオドンタルセラピーとメインテナンス

「歯周基本治療」「歯周外科治療」「口腔機能回復治療」終了後の再評価やリスクファクターの有無などから歯周治療の効果を判定し，病状を診断します．その結果，<u>治癒</u>ならばメインテナンス，<u>病状安定</u>ならばサポーティブペリオドンタルセラピー（SPT），<u>病状進行</u>ならば再治療に移行します（図39-1, 2）．

1．歯周治療における治癒とは？

歯周組織が臨床的に健康を回復した状態をいいます．歯肉の炎症およびプロービング時の出血がなく，歯周ポケットは3mm以下，歯の動揺は生理的範囲を基準とします．

2．病状安定とは

歯周組織のほとんどの部分は健康を回復したが，一部分に病変が休止しているとみなされる4mm以上の歯周ポケット，根分岐部病変，歯の動揺などが認められる状態をいいます．

3．メインテナンスとは

歯周基本治療，歯周外科治療，口腔機能回復（修復・補綴）治療により，治癒した歯周組織を長期間維持するための健康管理です．メインテナンスの目的は，①歯周病再発の予防，②新たな歯周病発症部位の早期発見，③良好な歯周組織環境の長期にわたる維持です．患者が行うセルフケア（ホームケア）と患者のモチベーションを高めるための動機づけ，および歯科医療従事者が行うプロフェッショナルケアからなります（表39-1）．

4．サポーティブペリオドンタルセラピー（SPT）とは

歯周基本治療，歯周外科治療，口腔機能回復治療が終了し，歯周組織のほとんどは病状が安定したが，病変の進行が休止したポケットが残存した場合，歯周組織を長期にわたり<u>病状を安定させるための治療</u>です．SPTの目的は，①病状安定部位を維持あるいは治癒させるための治療，②新たな歯周病発症部位の早期発見，③良好な歯周組織環境の長期にわたる維持です．

治療内容はプラークコントロールの強化（口腔衛生指導），専門的機械的歯面清掃，スケーリング・ルートプレーニング，ポケット内洗浄，ポケット内抗菌薬投与，咬合調整などの治療を中心に原因因子の除去に努め，併せて口腔衛生指導や再動機づけなどを行います．特に，歯周ポケットが残存している場合，歯肉縁下の細菌の増殖を完全に抑制することはできません．歯肉縁下の細菌の増殖を放置しておくと歯周炎が再発し，付着の喪失の原因となります．さらに，歯周外科を実施した後にプラークコントロールが不十分であると，再発の可能性が極めて高いことなどが知られています．したがって，SPTにおける歯肉縁下のプラークコントロールは，付着の維持に必要不可欠となります．

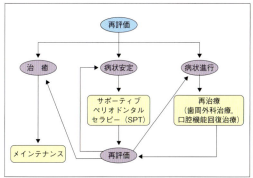

図 39-1　サポーティブペリオドンタルセラピー（SPT）・メインテナンスの流れ[1]

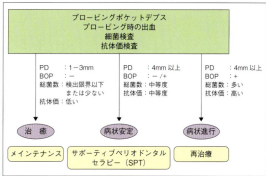

図 39-2　1歯単位および個人レベルの診断（PD：プロービングデプス，BOP：プロービング時の出血）[1]

表 39-1　治癒・病状安定・病状進行に対する治療内容[1]

治癒	メインテナンス	定期的なリコールによる 　口腔衛生指導（プラークコントロール） 　専門的機械的歯面清掃 　スケーリング・ルートプレーニング
病状安定	サポーティブペリオドンタルセラピー（SPT・歯周病安定期治療）	定期的な SPT による 　口腔衛生指導（プラークコントロール） 　専門的機械的歯面清掃 　スケーリング・ルートプレーニング 　ポケット内洗浄 　ポケット内抗菌薬投与（LDDS） 　外傷性因子の除去（咬合調整，固定）
病状進行	再治療	歯周外科治療 　・フラップ手術 　・歯肉切除術 口腔機能回復治療（修復・補綴）治療

しかし，病状が進行した場合（PD 4mm 以上，プロービング時の出血＋，細菌数:多い，抗体価:高い）には，再治療として歯周外科治療などを行います（表 39-1）.

5．サポーティブペリオドンタルセラピーとメインテナンス

サポーティブペリオドンタルセラピー，メインテナンスを実施するためには，歯周病再発にかかわるリスクファクターを総合的に考慮したうえで，計画を策定する必要があります．歯周治療後の状態を歯周組織検査，細菌検査，咬合の安定状態などで評価し，さらに喫煙などの生活習慣，糖尿病などの全身疾患を考慮することが重要です．

（しぶかわ歯科医院／東京歯科大学臨床教授　渋川義宏）

参考文献
1）特定非営利活動法人 日本歯周病学会 編：歯周病の検査・診断・治療計画の指針 2008．医歯薬出版，東京，2009，36 〜 42．

Q40 SPTの頻度はどのように決定するの？

1. SPTの頻度を決定するのに考慮すべき事項

①口腔清掃状況，②歯肉の炎症所見，BOP（プロービング時の出血），③プロービングデプス（PD），アタッチメントレベル，④動揺，⑤エックス線所見，⑥咬合状態，⑦全身疾患を有する場合（糖尿病など），⑧その他の因子（喫煙など）などが挙げられます．

2. SPTにおけるリスク評価

1) 被験者別のリスク評価

LangとTonetti[1]は，SPTにおけるリスク因子の評価法について，以下のパラメータを用いて報告しています（図40-1）．

(1) プロービングデプス（PD）5mm以上の部位数：4ヵ所までが低リスク，8ヵ所以上が高リスクで再発の危険性が高いとみなされる．

(2) プロービング時の出血の割合（BOP%）：9%以下が低リスク，25%以上が高リスクとなる．病状安定か再発・進行かの分岐点は25%である．

(3) 年齢に相応する骨の喪失（骨吸収年齢比）：臼歯部歯槽骨の最大喪失部の%を年齢で割る．0.5以下が低リスクで1.0以上が高リスクとなる．

(4) 28歯中の喪失歯数：4歯以内が低リスクであり，8歯以上は高リスクで再発の危険性が高い．

(5) 全身および遺伝的状態：糖尿病，IL-1遺伝子型陽性などは高リスクとなる．

(6) 喫煙などの環境因子：非喫煙と禁煙5年以上は低リスクとし，1日20本以上喫煙者を高リスクとする．

	低リスク	中等度リスク	高リスク
PD5mm以上の部位数	4ヵ所以下	5〜7ヵ所	8ヵ所以上
BOP（%）	9%以下	10〜24%	25%以上
骨吸収年齢比	0.5以下	0.6〜0.9	1.0以上
喪失歯数	4歯以下	5〜7歯	8歯以上
全身疾患・遺伝	なし	あり	あり
喫煙（本/1日）	なし/日	1〜19本/日	20本以上/日

図40-1 サポーティブペリオドンタルセラピー時のリスク評価[2]
低歯周病リスク患者：すべてのパラメータが低リスク範囲内であるか，あるいは一つのパラメータが中程度のリスク範囲内にある者
中等度歯周病リスク患者：少なくとも二つのパラメータが中等度の範囲にあり，せいぜい一つのパラメータが高リスク範囲にある者
高歯周病リスク患者：最低二つのパラメータが高リスク範囲にある者

(1)〜(6)のパラメータより，歯周病リスクを以下のように評価します．

① 低歯周病リスク患者：すべてのパラメータが低リスク範囲内であるか，あるいは一つのパラメータが中程度のリスク範囲内にある者．
② 中等度歯周病リスク患者：少なくとも二つのパラメータが中等度の範囲にあり，せいぜい一つのパラメータが高リスク範囲にある者．
③ 高歯周病リスク患者：最低二つのパラメータが高リスク範囲にある者．

2）1歯単位のリスク評価

（1）根分岐部病変

解剖学的に複雑な形態により清掃が困難なため，歯を喪失する確率が高くなります．

（2）深い骨縁下欠損

深い骨縁下欠損はプラークコントロールが困難なため，喪失のリスクが高いことや原因に咬合性外傷が関与している場合もあるため，注意深い咬合のチェックが必要です．リスクの高い患者の場合には，SPTに入る前に切除療法または再生療法等により骨を平坦化し，プラークコントロールが行いやすい形態に改善しておくことが望ましいといえます．

（3）動揺度の増加

動揺度が増加している場合は炎症によるものか，咬合性外傷によるものか，複合性によるものか，を診断する必要があります．アタッチメントロスや支持歯槽骨の量からみて，進行性の動揺と思われる場合には咬合性外傷を疑い，咬合調整や固定を行います．ブラキシズムなどのパラファンクションがある場合には，ナイトガードの適用となります．

3. SPTのリコール間隔

SPTにおけるリコール間隔は，治療終了時の歯周組織の状態や患者のプラークコントロールの程度などにより異なりますが，付着の喪失がない歯肉炎患者の多くは，1年に1〜2度のSPTで十分であることが報告されています．一方，中等度〜重度の慢性歯周炎患者や広汎型侵襲性歯周炎患者など，高度な歯槽骨吸収により支持組織の量が著しく減少している場合，ブラキシズムや糖尿病などの全身疾患を有する場合には，頻繁にSPTを行う必要があり，1〜3ヵ月ごとのリコールが望まれます．歯肉縁上のプラークコントロールが不十分な部位の歯肉縁下細菌叢が，SRPを行って2ヵ月で後戻りすることが報告されていることから，少なくとも3ヵ月ごとのSPTの効果は細菌学的に裏付けされると考えられます．

（しぶかわ歯科医院／東京歯科大学臨床教授　**渋川義宏**）

参考文献

1) Lang, N. P., Tonetti, M. S.: Periodontal risk assessment (PRA) for patients in supportive periodontal therapy (SPT). *Oral Health and Preventive Dentistry*, **1**: 7〜16, 2003.
2) 特定非営利活動法人 日本歯周病学会 編：歯周病の検査・診断・治療計画の指針2008. 医歯薬出版，東京，2009.
3) 特定非営利活動法人 日本歯周病学会 編：歯周病の診断と治療の指針2007. 医歯薬出版，東京，2007.
4) 伊藤公一：メンテナンスとSPT．現代の治療指針 YEAR BOOK 2008. クインテッセンス出版，東京，2008, 127.
5) Lindhe（岡本　浩 監訳）：臨床歯周病学とインプラント 第4版（臨床編）．クインテッセンス出版，東京，2005, 842〜864.

Q41 SPTで歯科衛生士が行う施術項目は？

1. 検査，評価，診断[1〜3]

1）医療面接
前回からの口腔内の変化，健康状態や投薬内容の変化などについて問診します．

2）口腔内検査
(1) 歯周組織検査：プラークコントロールの状態，プロービングデプスやアタッチメントレベル，プロービング時の出血（BOP），動揺度，根分岐部の状態の評価．

(2) 歯の検査：修復・補綴物や支台歯の状態，齲蝕の発生の有無，フレミタスなどの咬合の検査．

(3) エックス線検査：必要に応じてエックス線検査を行い，歯槽骨および歯の状態の把握．

3）検査結果の評価・診断
歯周組織の状況や変化について評価を行い，必要な処置を選択します．特に，①BOP（+）の部位，②アタッチメントロスが進行している部位，③患者のプラークコントロールが不良な部位，④動揺度が増加している部位は歯周炎が再発し，再び歯周ポケットが活動性を示し始める可能性があります．歯周組織が悪化した場合には，プラークコントロールの強化，歯周ポケット内抗菌薬投与（LDDS），スケーリング・ルートプレーニング，歯周ポケット搔爬さらに歯周外科手術を検討します．咬合の問題を改善するために修復・補綴物の調整を検討します．

2. 動機づけ，再指導，処置[1〜3]

1）プラークコントロールの評価
必要に応じてプラークの染め出しを行い，付着部を明示します．プラークが付着しやすい部分についてどうしたら清掃できるか，補助的刷掃具の併用や患者の技術を考慮しながら指導を行います．患者自身のプラークコントロールの改善の必要性が認められる場合には，歯肉縁上のプラークコントロールが不十分な部位の歯肉縁下細菌叢が，SRPを行って2ヵ月で後戻りすることや，歯周外科を実施した後にプラークコントロールが不十分であると再発の可能性が極めて高いことなど，プラークコントロールの重要性を説明しながら指導を行います．

2）スケーリング・ルートプレーニング
超音波スケーラーや手用スケーラーを用いて，歯肉縁上および縁下のプラークや歯石の除去を行います．歯周基本治療や歯周外科治療ですでにSRPが行われているため，歯周ポケットが残存している部位（4mm以上）には，積極的な歯石の除去や病的セメント質（汚染したセメント質）の除去というよりも，歯肉縁下プラークを除去し，歯肉縁下細菌叢の再形成を防止するための処置にとどめ，オーバーインスツルメンテーションに注意します．

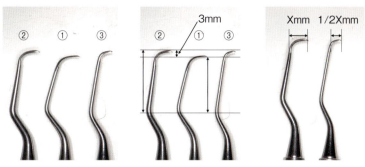

図 41-1 小型グレーシーキュレット
①スタンダードグレーシー．②アフターファイブ：スタンダードよりも第1シャンクが3mm長く，ブレードの幅はスタンダードの2/3．ブレードの長さはスタンダードと同じ．③ミニファイブ：スタンダードよりも第1シャンクが3mm長く，ブレードの長さがスタンダードの1/2，ブレードの幅はスタンダードの2/3．
ミニファイブ，アフターファイブは，深いポケットや引き締まった歯肉，根分岐部などの狭い場所などのスケーリングに適している

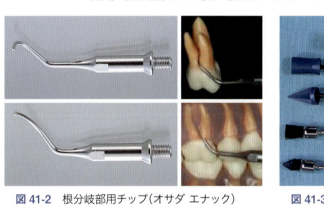

図 41-2 根分岐部用チップ(オサダ エナック)
根分岐部頂点や根分岐部側面に使用できる
(先端球状，φ0.8mm)

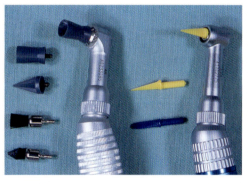

図 41-3 プロフィーハンドピースとヤングプロフィーカップ・ブラシ（**左**），エバーチップ（**右**）

(1) 小型キュレット：SPTの段階では歯周組織の炎症は消退し，歯周組織が固く引き締まっている場合があるため，通常のブレードサイズのキュレットではポケット内に挿入するのが困難となることがあります．従来型よりもブレードが短く薄い小型のキュレット（アフターファイブ，ミニファイブ）が有効です（図41-1）．

(2) 根分岐部への対応：根分岐部のプラークおよび歯石を除去するにあたって，根分岐部内部への手用スケーラーの挿入が困難な場合があります．分岐部用に改良された超音波スケーラーのチップは（図41-2），手用スケーラーよりも到達性に優れています．

3）専門的機械的歯面清掃（Professional Mechanical Tooth Cleaning：PMTC）

スケーリングを含まない専門家による機械的歯面清掃．すべての歯面の歯肉縁上および縁下1～3mmのプラークを機械的に除去する方法です．

(1) PMTCのステップ：プラークの付着しやすい不潔域である隣接面から始めます．

①プラークの染め出し，②研磨ペーストの塗布，③隣接面の清掃，研磨，④頰舌側面・咬合面の清掃，⑤歯面および歯周ポケット内の洗浄，⑥フッ化物塗布．

Q41 SPTで歯科衛生士が行う施術項目は？

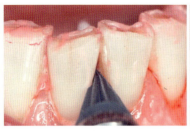
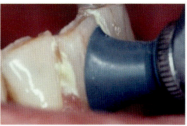

図41-4 **左**：ポイントスクリュータイプのヤングプロフィーカップ．隣接面，浅いポケット内に用いる．
右：リブスクリュータイプ，ウェブショートスクリュータイプのヤングプロフィーカップ．頰舌側面に用いる

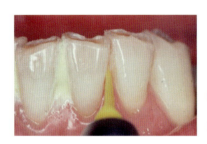

図41-5 エバチップ
(図41-4，5の写真は，山田 了名誉教授（東京歯科大学）のご厚意による)

(2) 研磨ペースト

研磨時は歯面に傷がつかないように低速回転で行い，最後に粒度が細かいペーストで仕上げ研磨を行います．齲蝕予防のため，フッ化物配合歯面研磨ペーストを使用します．

①ジーシー：PTCペースト，②ウエルテック：コンクール クリーニングジェル PMTC，③松風：メルサージュ，④CCS シーシーエス：プロフィーペースト Pro（フッ化ナトリウム 0.1％），⑤3M：クリンプロ TM クリーニングペースト PMTC用（フッ化ナトリウムとTCP（リン酸，カルシウム）配合）など．

(3) PMTCツール

①プロフィハンドピースとヤングプロフィーブラシ：咬合面の研磨（図41-3）．
②ヤングプロフィーカップ：歯面，軟組織を傷めずに歯肉縁下まで研磨可能（図41-4）．
③エバチップ：歯間部の清掃，着色の研磨，ピストン運動なので歯間部に挿入しても歯肉の損傷が少ないのが特徴（図41-5）．

4）ポケット内洗浄
5）歯周ポケット内抗菌薬投与（LDDS）
6）咬合調整
7）知覚過敏処置

3. 管理，指導

喫煙，食生活，飲酒などの生活習慣因子や糖尿病などの全身疾患を有する場合には，良好なプラークコントロールを維持するための口腔衛生指導を中心とした管理と，これらの環境因子や全身的なリスクファクターに対する指導・管理を行う必要があります．

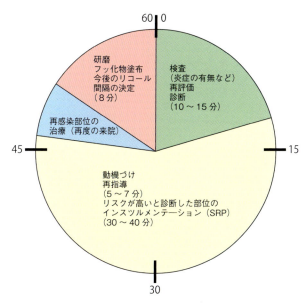

図 41-6 SPT は 4 つのセクションを約 1 時間かけて行う[4]
1. 検査，再評価，診断（10～15 分）
   プラーク付着，再感染部位（プロービングデプス，プロービング時の出血（BOP），排膿），咬合状態，支台歯，補綴物の評価，齲蝕など
2. 動機づけ，再指導，インスツルメンテーション（30～40 分）
   ・後戻りした患者の動機づけ，誤ったブラッシングの再指導
   ・インスツルメンテーション（SRP）では病的セメント質除去というよりも，むしろ歯肉縁下プラークの除去を目的とする
3. 再感染部位の治療（再度の来院）
   根分岐部や器具の到達が困難な部位に再感染，排膿を認める場合には，局所麻酔下での SRP や 塩酸ミノサイクリンを用いた局所薬物配送システム（LDDS），歯周外科処置などを行う
   1）広汎な再感染な場合：不適切な SPT が原因と考えられる．徹底的なケア，ホームケア状況のチェック，より頻繁な SPT など，より綿密な管理が必要となる
   2）局所的な再感染：部分的に不適切なプラークコントロール，口腔清掃が到達しにくい形態，根分岐部など
4. 歯列全体の研磨，フッ化物塗布，今後のリコール間隔の決定（8 分）
   患者に爽快感を与えると同時に早期の齲蝕診断を容易にする．フッ化物塗布による根面齲蝕予防．患者のリスク検査に基づいて，次回の SPT 来院頻度を決定する

（しぶかわ歯科医院／東京歯科大学臨床教授　渋川義宏）

参考文献
1) 石川　烈，小田　茂 監著：歯科医のためのスケーリング，ルートプレーニング．クインテッセンス出版，東京，2003．
2) 特定非営利活動法人 日本歯周病学会 編：歯周病の検査・診断・治療計画の指針 2008．医歯薬出版，東京，2009．
3) 特定非営利活動法人 日本歯周病学会 編：歯周病の診断と治療の指針 2007．医歯薬出版，東京，2007．
4) Lindhe（岡本　浩 監訳）：臨床歯周病学とインプラント第 4 版　臨床編．クインテッセンス出版，東京，860～864，2005．

Q42 骨粗鬆症薬を服用している患者への注意点は？

　骨粗鬆症患者は，閉経後のエストロゲン低下による全身性の骨密度減少だけでなく，歯槽骨の骨密度減少にも影響を与えてしまいます．また骨粗鬆症は，歯周病による歯槽骨吸収を促進して病態の進行を促進している可能性もあります．しかし，骨粗鬆症の要因には，ホルモンなどの全身性因子だけでなく，環境などの局所的な多くの因子が関与するため，現状では歯周病の原因となるリスクとして断定できません．乳がんなどの悪性腫瘍の骨への転移防止のために，ビスホスホネート（BP）が注射投与されている場合が多く，骨粗鬆症予防に経口投与されている場合もみられます．このような患者の抜歯，インプラント埋入，歯根端切除，歯周外科処置など，歯槽骨への侵襲を伴う場合には注意が必要です．最近，口腔領域の外科的侵襲による骨壊死が，骨粗鬆症薬を服用している患者に多いことがわかってきました．特に，ビスホスホネート投与患者において顎骨壊死を招いた場合を，ビスホスホネート関連顎骨壊死（bisphosphonate related osteonecrosis of the jaw, BRONJ）と呼んでいます（表 42-1）．

1. BP 剤の薬理作用と BRONJ の実態

　BP 剤が投与（静脈内注射か内服）されると，約半分は速やかに骨に吸着し（図 42-1），数年以上の長期間，骨に残ります．骨に吸着した BP 剤は破骨細胞に取り込まれて，破骨細胞のアポトーシス誘導やタンパクの合成阻害による細胞毒性を発揮します．このように BP 剤は，選択的に破骨細胞の機能を抑制させて骨粗鬆症の骨吸収，乳がんや前立腺がんの悪性腫瘍による骨転移の抑制に多用されています．一方，顎骨は歯槽突起（歯槽骨）という歯を容れるという特殊性を持つため，歯根膜付近の歯槽骨は，緻密骨である固有歯槽骨（エックス線では歯槽硬線や白線としてみられる）に体重に相当する咬合力が加わり，盛んに骨の形成と吸収を繰り返すリモデリングが行われています．

　BP 剤を投与された骨粗鬆症患者などでは，骨代謝が盛んなため（高回転），BP 剤がリモデリング活発な固有歯槽骨に沈着，蓄積します．固有歯槽骨では，BP 剤による骨吸収が抑制されるために，リモデリングのバランスが狂い，骨形成が優位に傾きます．ここに抜歯などの外科的侵襲が加わると，抜歯窩の骨再生もうまくいかないために，骨新生がされずに治癒不全と同時に口腔内細菌の感染を招きます．

　通常は，抜歯後にはすぐに抜歯窩を塞ぐように覆う歯肉粘膜も血管供給が BP 剤によって抑制され，歯肉の創傷治癒も遅れるため，露出した骨表面から細菌感染が生じて骨髄炎を招来し，結果的には腐骨を細菌叢が取り囲んだ状態になります（図 42-2）．

表 42-1　BRONJ の臨床症状

歯肉の変化	疼痛，腫脹，潰瘍，排膿，瘻孔形成（内歯瘻，外歯瘻），深い歯周ポケットと歯の動揺
顎骨の変化	骨露出，壊死骨
エックス線所見	腐骨分離（骨柩），不規則な骨吸収像
その他	オトガイ部の知覚異常（Vincent 症状）

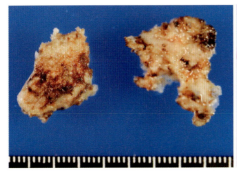

図 42-1　BRONJ による摘出された腐骨

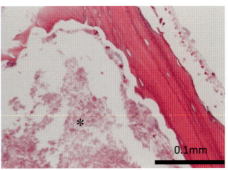

図 42-2　BRONJ の病理組織写真（骨髄は細菌（＊）が占め，骨細胞が消失した腐骨はいびつな吸収を示す）

2．BP 剤投与患者への注意点

1）BP 系薬剤（注射）投与中の歯科治療

　外科的な処置によって直接骨損傷を伴うような抜歯等の侵襲的歯科処置は避け，非侵襲性（非外科的）の歯科治療が推奨されています．たとえば，回復不能な歯を抜去することなく，歯冠の削除（削合）と残存歯根の歯内処置を行います．強力な注射用 BP 製剤（ゾレドロネート，パミドロネート）を頻回な投与スケジュールで使用しているがん患者には，歯科インプラント治療は行うべきではない等です．また，糖尿病や免疫抑制剤の使用といった危険因子がある場合は，観察を十分に行い，抗生剤や口内洗浄剤の使用を考慮することも大切です．

2）BP 系薬剤（経口）投与中の歯科治療

　経口 BP 製剤服用患者の BRONJ 発生リスクは低いとされているものの，抜歯等の治療前に，再度患者に経口 BP 製剤投与と BRONJ のリスクの関連についての説明や外科手技の直前と直後に，骨へクロルヘキシジン含有洗口液による洗浄を行うとよいようです．また，広範囲の骨への侵襲を伴う手技（抜歯，歯周外科処置，上顎洞底挙上術など）では，創の治癒期間に予防的抗菌薬を投与する場合があります．なお，予防的抗菌薬の使用は，個々の患者病態と危険因子（経口 BP 製剤の長期使用，高齢，エストロゲンまたはステロイドの併用）の有無によって判断します．術前に予防的抗菌薬投与を開始することもあります．

（朝日大学歯学部口腔病理学　永山元彦）

参考文献
1）米田俊之：ビスホスホネート製剤関連顎骨壊死の病態とそのマネージメント．日口外誌，56（5）：286～291，2010．

Q43 自己免疫疾患を有する患者への注意点は？

いわゆる膠原病と呼ばれている自己免疫疾患では，自己成分に対する抗体（自己抗体）が産生され，正常な自己の細胞を攻撃して障害をもたらし，さまざまな症状を発症させます．

自己免疫疾患には，臓器不特定疾患と臓器特異的疾患があり，前者にはシェーグレン症候群，特発性血小板減少性紫斑病，自己免疫性溶血性貧血，慢性甲状腺炎（橋本病），原発性粘液水腫，悪性貧血，急性進行性糸球体腎炎，重症筋無力症，潰瘍性大腸炎，1型（インスリン依存型）糖尿病などがあります．一方，後者には関節リウマチ，全身性エリテマトーデス，円板状エリテマトーデス，多発性筋炎，強皮症などがあります．これらの病気がある人は，歯周病の発症や進行に関係しているといわれています．自己の成分である抗原に対して，自己抗体との間に抗原抗体反応が繰り返され，やはり炎症性サイトカインの産生などを引き起こし，炎症反応としての歯周病を発症あるいは進行させるといわれています．

自己免疫疾患の患者さんの共通点

自己免疫疾患の患者さんでは，その免疫過剰を抑えるために多くは合成ステロイド（副腎皮質ステロイド），抗炎症薬や免疫抑制薬が処方されています．

1) ステロイド（副腎皮質ステロイド）

正常でも分泌されている副腎皮質ホルモンは，転写因子として特定の遺伝子発現（タンパクの合成）を調節して，多様な作用を発揮します（図43-1）．投与されるステロイドは，これらの作用のなかで炎症性ケミカルメディエーターの発現を抑制して，抗炎症や免疫抑制作用があります（図43-2）．一方で，その副作用も知られており，一定量の長期投与で出現するといわれています．抗炎症作用を有するステロイドの場合には感染しやすい（易感染性）がありますし，その他

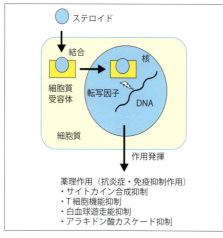

図43-1　ステロイドの作用機序

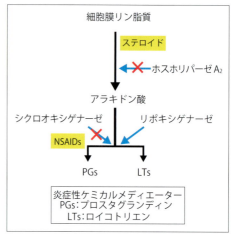

図43-2　炎症性ケミカルメディエーターとステロイドやNSAIDsの作用

表 43-1 免疫抑制薬の副作用

免疫抑制薬	適応	副作用
メトトレキサート	関節リウマチ	肝障害，間質性肺炎，骨髄抑制，リンパ球増殖
レフルノミド	関節リウマチ	間質性肺炎，骨髄抑制
アザチオプリン	全身性エリテマトーデス	肝障害，膵炎，骨髄抑制
シクロホスファミド Behçet 病	腎障害 乾癬性関節炎 ループス腎炎	血圧上昇
FK506（タクロリムス）	関節リウマチ ループス腎炎	腎障害

にも副腎皮質ホルモン本来の作用である代謝（糖新生，グリコーゲン合成，タンパク分解，脂質代謝，電解質や水による血圧調節，骨形成抑制，精神作用）に対する副作用（耐糖能低下，筋萎縮，局所的な中心性肥満や満月様顔貌，高脂血症，高血圧，浮腫，骨粗鬆症，尿路結石，不安や不眠などの抑うつ等）が生じる場合があります．

2）抗炎症薬（非ステロイド性抗炎症薬 NSAIDs, non-steroidal anti-inflammatory drugs）

NSAIDs は，炎症のケミカルメディエーターが産生される過程のアラキドン酸カスケードにおいて，主要な酵素であるシクロオキシゲナーゼ（COX）を阻害して，プロスタグランディン類（PGs）の産生を抑制して抗炎症作用を発揮します（図 43-2）．この副作用にも薬による消化性潰瘍（アスピリン），腎障害（インドメタシン），肝障害（ジクロフェナク）等があるため注意が必要です．

3）免疫抑制薬（表 43-1）

免疫担当細胞を障害させて免疫抑制作用を目的とする治療薬ですが，一方では，正常な細胞への毒性も強いために副作用が問題となることが多いものです．これらの治療薬の多くは，遅効性のために数ヵ月以上投与されている場合が多く，代表的なものでは，メトトレキサートやレフルミドと呼ばれる関節リウマチによく用いられている治療薬の肝障害，間質性肺炎や骨髄抑制等はよく知られています．口腔内にもそれらの症状が稀に生じることがあり，歯肉の潰瘍や壊死が起こる場合もみられます（顎骨壊死を伴うメトトレキサート関連リンパ増殖性疾患）．このような場合は，早急に免疫抑制剤の投与を中止することで急激に回復することが多いので，患者さんの投薬記録はここでも大切となります．

（朝日大学歯学部口腔病理学　永山元彦）

参考文献
1) 病気がみえる vol.6　免疫・膠原病・感染症．メディックメディア，東京，2012．

Q44 医科との連携は？
―対診のとり方

1. 歯科治療前に医科と連携するのは？

　現代では，歯科という分野でも多くは高齢の患者であるため，すべての患者が全身性疾患を有しているものと常に心がけることが大切です．患者の既往歴，現病歴や現症の詳細記載は，病状を把握するだけでなく，医科との連携を図る場合にも医療提供側としての責任があります．しかし，患者の多くは積極的には話してくれない等，重要なことを把握せずに歯科治療を始めるケースも少なくありません．そこで，以下の注意点が必要となります．

　（1）診療開始前の問診票は，再度患者に問うなどして聞き忘れや話し忘れなどの補足に努力を注ぐべきです．

　（2）投薬されている医科用の治療薬については，一般医科の情報レベルで把握しておく必要があります．

　（3）他院を受診していて異常あるいは不安を感じた場合には，躊躇することなくかかりつけ医と連絡を取る必要があります．その際，診療情報提供書（図 44-1）などを書いて，送付あるいは手渡すことが一般的です．

2. 歯科治療中に口腔専門機関や医科と連携するのは？

　歯科治療中に特殊な口腔疾患や全身的な医科的疾患を発見する場合も少なくありません．そういう意味でも歯科医師は，口腔内科医として患者の疾患に貢献すべきではないでしょうか．口腔粘膜の疾患には歯周病や口内炎だけでなく，口腔がんにも遭遇することを考えると，早期発見のチャンスともなり，歯科医師の社会的意義はより一層高まるはずです．

　歯科診療所から医科診療所に患者を紹介する場合，上述の診療情報提供書を書くのは必須です．たとえば，口腔がんなどが疑われる患者の場合，潰瘍などがあり刺激となる補綴物や原因を取り除いて，1～2週間経過を診ても治癒しない場合は，早期に専門機関に紹介するのが一つの指標です．また，専門機関に紹介する際には患者の肉体的，精神的状態や家庭環境に配慮することも大切です．さらに，MRIやCTなどの画像検査の予約が必要な場合が多いため，紹介先を承知している場合は，前もって電話等で連絡すると紹介先での診察も円滑に進むでしょう．

3. 診療情報提供書の一般的な記載事項（図 44-1）

　（1）基本情報（医療機関名，住所，連絡先，歯科医師氏名，患者氏名，生年月日，性別，住所，連絡先等）

　（2）患者の病状，経過等（臨床診断による疾病名，紹介目的，既往歴および家族歴，症状経過および検査結果，治療経過，現在の処方等）

　診療情報提供書の書式は「歯科点数表の解釈」にも書かれていますが，書状の場合，紹介先で

```
○○○○病院
    ○○○○科    ○○○○ 先生                    殿
                                      平成  ○年 ○月 ○日
                                ○○歯科医院
                                〒○○○-○○○○  ○○○○○○○○
                                電話番号/FAX番号 ○○○-○○○-○○○
                                    紹介医師        ○○○○      印

患者氏名：○○○○    生年月日： ○年 ○月 ○日（○歳） 性別（ ）
患者住所：〒○○○-○○○○  ○○○○○○○○
連絡先（電話番号）○○○-○○○-○○○

疾病名（臨床診断名）
    ○○○○の疑い
わからない場合は「不明」あるいは症状名でもよいので記載する．
紹介目的
    ○○○○部の精査，加療をお願いいたします．

既往歴および家庭歴
    ○年前から○○○にて服薬加療中（薬剤名：○○）
既往歴がない場合は空欄にはせず，「特記すべき事項なし」と記載する．
症状経過および検査結果
    現病歴や行った検査内容を簡潔に記載する．「○週前から○○に気付き，次第に増大し
てきたため本日初診来院しました．○○○部に○○×○○mmの○○を認めます．」

治療経過
    紹介元での治療内容を簡潔に記載する．「現在，○○に対して○○○を行いました／
行っています．」
```

図 44-1 診療情報提供書の例

担当医が変更する可能性や，患者自身が書状内容を読む可能性があることを念頭に入れておく必要があります（**図 44-1**）．

4. 疾患別投薬についての基礎知識

　診療でよく遭遇する疾患については「Q12 歯周病と全身疾患のかかわりは？」の頁でも触れましたが，以下に示す疾患や投薬についての基礎知識は，医科との連携に際しても必要になるといえます．

Q44 医科との連携は？―対診のとりかた

表 44-1 診療室血圧基準

	分類	収縮期血圧（mmHg）		拡張期血圧（mmHg）
正常	至適血圧	< 120	かつ	< 80
	正常血圧	120 〜 129	かつ / または	80 〜 84
	正常高値血圧	130 〜 139	かつ / または	85 〜 89
高血圧	Ⅰ度 (軽症) 高血圧	140 〜 159	かつ / または	90 〜 99
	Ⅱ度 (中等症) 高血圧	160 〜 179	かつ / または	100 〜 109
	Ⅲ度 (重症) 高血圧	≧180	かつ / または	≧110
	（孤立性）収縮期高血圧	≧140	かつ	< 90

表 44-2 診療室における血圧と心血管病リスク層別化

リスク	Ⅰ度高血圧	Ⅱ度高血圧	Ⅲ度高血圧
第一層（予後影響因子がない）	低リスク	中等リスク	高リスク
第二層（糖尿病＋1 〜 2 個の危険因子あるいは 3 項目を満たすメタボリックシンドロームのいずれかが相当する場合）	中等リスク	高リスク	高リスク
第三層（糖尿病，慢性腎臓病，臓器障害，心血管病や4項目を満たすメタボリックシンドロームのいずれかが相当する場合）	高リスク	高リスク	高リスク

1）糖尿病患者

血糖値のコントロールが管理されている患者では，感染防止に配慮すれば特に問題なく治療は可能ですが，状態の把握は大切です．低血糖発作ではショック状態に陥りますので，患者さんの投薬状況も把握しておいてください（Q11，35 を参照）．

2）高血圧患者

血圧の管理は，診療室で計測できる血圧を基準としています（**表 44-1**）．高血圧患者は，血圧と全身性疾患と相関していることが多いことから，血圧分類からだけでリスクを再分類化するのではなく，Ⅰ度，Ⅱ度，Ⅲ度に分けた高血圧を血圧以外の予後に影響するリスク因子と相関させています（**表 44-2**）．

これらのリスクに応じて高血圧治療が計画され，薬物治療に併せて①塩分摂取を控える，②飲酒を控える，③適度な運動を行う，④適正体重を維持する，⑤脂肪分の摂取を控える，⑥禁煙を基本とするなど，生活習慣の修正を行っていることを知っておくことが必要です．

3）心疾患患者

無理をしないで，専門医療機関（歯科）への紹介と処置の依頼をお願いするのがよいです．またカルシウム拮抗剤のフェロジピンは，マクロライド系抗菌薬との併用には注意が必要とされています．

4）抗凝固薬投与患者（Q35を参照）

　ワルファリンカリウムなどが投与されていると歯肉出血がひどく，止血が困難になりますので，観血的処置に際しては問診等で投薬の有無を確認後，内科あるいは循環器内科に歯科治療内容と生体への侵襲程度を具体的に記載して，照会することが必要です．

5）精神疾患治療薬投与患者

　歯科治療上で注意すべき薬は，抗精神病作用（クロルプロマジン），バルビツール酸作用（フェノバルビタール），抗ヒスタミン作用ならびに抗コリン作用（プロメタジン）を含むベゲタミン®では，クロルプロマジンによるアドレナリンα作用が遮断されてβ作用が優位になることで，アドレナリンの作用を逆転させて血圧降下を起こすことがあるので禁忌とされています．

6）免疫抑制薬投与患者

　免疫抑制薬のシクロスポリンは，マクロライド系抗菌薬と相互作用を示す場合があるため注意が必要です．

　最近，全身性の関節滑膜に炎症性変化を起こす関節リウマチに対する治療薬（抗リウマチ薬）に，葉酸代謝拮抗薬であるメトトレキサート（methotrexate, MTX　リウマトレックス®）が，リンパ球系の細胞増殖を抑制して高い免疫抑制作用や抗炎症作用を示すことから，全身の関節破壊を一方で骨髄障害，間質性肺炎，感染症，口内炎を含む消化管症状，肝障害，MTX関連リンパ増殖性疾患（methotrexate-associated lymphoproliferative disorders, MTX-LPD）等の副作用が生じることも報告されています．

　MTXの副作用による口内炎や口腔粘膜潰瘍は，MTXが好中球の活性酸素産生を促進し，口腔粘膜に産生されたフリーラジカルが直接的に細胞やギャップ結合を損傷して発症すると考えられています．MTX-LPDで顎骨壊死が生じる場合もあり，MTXによる免疫能低下や骨髄抑制により，免疫能や感染防御能の低下による日和見感染が生じ，さらに歯肉潰瘍への二次感染が既存の歯周組織の炎症を助長して，歯槽骨や顎骨にまで拡大したものもあります（Q43を参照）．

（朝日大学歯学部口腔病理学　永山元彦）

参考文献
1）浅野紀元ほか：かかりつけ歯科医からはじめる口腔がん検診 Step1, 2, 3．医歯薬出版，東京，2013，67～68．
2）高杉嘉弘：おさえておきたい全身疾患のポイント．学建書院，東京，2014，2～8．
3）佐野大輔ほか：顎骨壊死を伴ったメトトレキサート関連リンパ増殖性疾患の1例．日口外誌，**58**（11）：655～659．2012．
4）武藤晋也 監修：日常臨床の疑問に答えます Q&A70　いまさら聞けない！でもしっておきたい歯科医療の基礎知識．医歯薬出版，東京，2011，102～103．

Q45 歯周病患者に対するインプラント治療は？

1. 歯周病はインプラント治療のリスクファクター（インプラント周囲炎）

　歯を失う原因の約40%が歯周病であるといわれており，その歯周病患者は，インプラント周囲炎に罹患しやすいリスクが報告されています[1]．東京歯科大学千葉病院口腔インプラント科に来院した初診患者の歯周病罹患状況ですが，インプラント治療を希望して来院した患者のほとんどが，歯周組織になんらかの症状を抱えているといえます（図45-1）[2]．

　インプラント周囲組織と歯周組織には類似している点がいくつかありますが，セメント質や歯根膜の有無，コラーゲン線維の付着および走行，血液の供給など異なる点も多々あります（表45-1）．そのため天然歯の歯周組織に比べて，インプラント周囲組織のほうが感染に対する抵抗力が弱く，歯周病患者と非歯周病患者によるインプラントの長期的な予後に有意差が認められたとの報告があります[3]．また，インプラント治療において，残存歯の歯周ポケット内の歯周病関連細菌は，感染によってインプラント周囲炎のリスクになると考えられています[4]．すなわち，

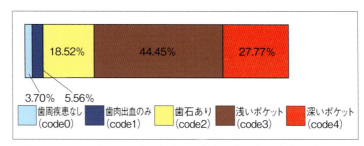

図45-1　インプラント科に来院した患者の歯周病有病者率（Community Periodontal Index：CPI）

表45-1　歯周組織とインプラント周囲組織の相違点

	歯周組織	インプラント周囲組織
結合組織の成分 　コラーゲン含有量 　線維芽細胞	歯肉　＜ 歯肉　＞	インプラント周囲粘膜 インプラント周囲粘膜
コラーゲン線維の走行	歯根に垂直および平行	インプラントに平行
セメント質の存在	有	無
歯槽骨との関係	歯根膜組織が介在	骨結合
血液供給	歯根膜，歯槽骨，歯肉	歯槽骨，インプラント周囲粘膜
プローブ挿入時の抵抗感	歯肉　＞	インプラント周囲粘膜
プラークに対する抵抗性	歯肉　＞	インプラント周囲粘膜

〔歯周病患者におけるインプラント治療の指針特定非営利活動法人　日本歯周病学会編　2008より引用（一部改編）〕

歯周病患者に対するインプラント治療に関しては，歯周病自体がインプラント周囲炎のリスクファクターと考えられるため，インプラント治療前に歯周病の診断とその程度の把握，そして歯周病の処置を徹底して行うことが重要と思われます．

2. 健全な歯周組織にしてからインプラント治療へ

歯周病は，基本的には細菌による感染性の疾患ですが，さまざまな因子が絡み合う複雑な多因子性の疾患といわれています．まずは，歯周病に罹患した原因をしっかりと把握するため，診査・検査および診断が非常に重要となります．歯周治療の進め方は基本的には同じなのですが，具体的な治療の進め方は歯周病の進行度によって大きく左右されます[5]（図 45-3a～s）．その治療計画が不適切であった場合，治療の高い予知性を得ることが困難となります（図 45-2）．

特に，重度や難治性歯周病症例の場合，再評価により治療計画に修正を加えて柔軟に治療を進めていくことが重要です（図 45-4a,b）．

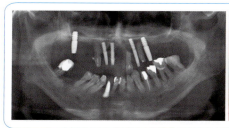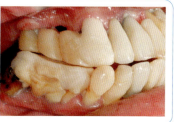

図 45-2 歯周治療を行わずにインプラントを埋入すると，インプラント周囲炎に罹患してしまう可能性が高くなる

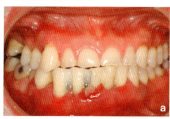

図 45-3a～d 歯周病患者初診時
下顎前歯の著しい動揺，歯肉部の腫脹・排膿が認められた．歯周病関連細菌検査では，*P.gingivalis* が多く検出された

Q45 歯周病患者に対するインプラント治療は？

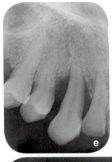
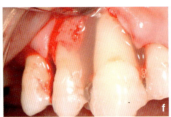
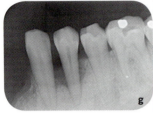

図 45-3e〜h　上顎右側3番および下顎左側34番には，深い歯周ポケットと著しい骨吸収が認められたが，Emdogain®による歯周組織再生療法で保存を試みた

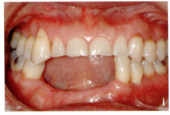
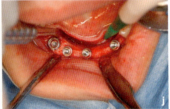
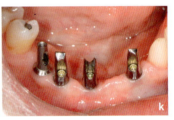

図 45-3i〜k　下顎右側4番から左側2番までは抜歯となった．歯周病治療を行い，健全な歯周組織になってから下顎欠損部に4本インプラントを埋入した

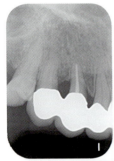
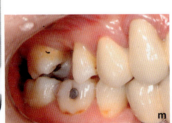
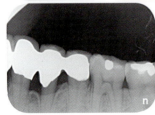
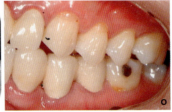

図 45-3l〜o　歯周組織再生療法を行った部位において，深い歯周ポケットの改善や骨の新生が認められた

　インプラント治療は，軽度歯周病の場合は歯周基本治療，中等度から重度歯周病の場合は歯周外科が終了した時点，すなわち口腔衛生状態や歯周ポケットの改善等が認められてから行うべきです．

　歯周病患者にインプラント治療を行うケースは，今後ますます増えてくると予想されます．歯周病の診査・検査により正しい診断に基づいた治療計画を立案し，適切な歯周治療を行うことは

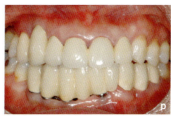

		P	Buccal	3	3	3			2	3	3	3	3	3	3	2	3	3	3	3			2	2	2	3	2	3	2	3	3	2	2	3	3	3	3	2		Buccal	P	
Upper		D	Palatal	2	2	3			2	2	2	3	3	2	4	3	3	3	3	3	3			3	3	3	2	2	2	3	3	3	3	2	3	3	3	3	3	Palatal	D	Upper
			Mobility			0				0		0		0		0		0							0		0		0		0		0				Mobility			

			Mobility		0		0		0															0		0		0		0		0			Mobility			
Lower	P	Lingual	3	3	3	3	3	3	3	3	3													3	3	3	4	3	3	2	3	2	2	3	3	3	Lingual	P	Lower
	D	Buccal	3	3	3	2	2	3	3	3	3													3	3	2	2	2	2	3	2	2	2	2	2	3	Buccal	D	

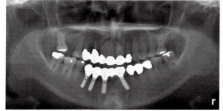

図 45-3p〜s　歯周病患者治療終了時
　著しい歯肉の炎症や深い歯周ポケットは改善された．インプラント周囲組織も良好である．歯周病関連細菌も検出されなかった

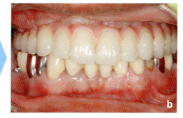

治療前　　　　　　　　　　治療後

図 45-4a,b　重度歯周病患者でもしっかりと歯周病治療を行ない，そのあとにインプラントを適用すれば，治療の長期予知性は高くなる．インプラントの長期的予後やインプラント周囲炎の予防のためにも，事前の歯周病治療は欠かせない

一口腔単位での健康状態を得ることができ，その後に行うインプラント治療の長期的な成功にも結びつくと考えられます．

（東京歯科大学口腔インプラント学講座　伊藤太一）

参考文献

1) Hardt CR et al：Outcome of implant therapy in relation to experienced loss of periodontal bone support：a retrospective 5-year study. *Clin Oral Implants Res*, **13**（5）：488〜494, 2002.
2) Ito T, et al：Periodontal Condition in Patients Requesting Dental Implant Treatment. *Bull Tokyo Dent Coll*, **52**（1）, 2011.
3) Karoussis IK, et al：Long-term implant prognosis in patients with and without a history of chronic periodontitis：a 10-year prospective cohort study of the ITI Dental Implant System. *Clin Oral Implants Res*, **14**（3）：329〜339, 2003.
4) Takanashi K, et al：Colonilization by Porphyromonas gingivalis and Prevotella intermedia from teeth to osseointegrated implant regions. *Bull Tokyo Dent Coll*, **45**（2）：77〜85, 2004.
5) 伊藤太一：歯周病患者に対する適用のリスクは？．日本歯科評論, **68**（12）：794, 66〜72, 2008.

Q46 インプラントのメインテナンスは？

1. インプラント治療による合併症の発見・予防に有効

　インプラント治療の術後経過に生じる合併症は，スクリューの緩みや破折，上部構造前装部の破折，インプラントの対合歯や隣在歯の咬合性外傷や破折，インプラント体の破折やインプラント周囲炎など，比較的軽度なものから重篤なものまでさまざまです．インプラント治療が終了したあとは，インプラント治療における合併症の予防やインプラントを含めた口腔内環境を長期的に安定させるために，メインテナンスが必要不可欠となります．

　インプラントのメインテナンスは，1) インプラントの定期診査，2) 徹底した患者によるホームケア，3) 医療従事者によるプロフェッショナルクリーニングの実践が重要となります．

1) インプラントの定期診査について

　インプラント治療後の定期診査時のチェックとして，以下の項目があります．

(1) プラークコントロール

　Silness & Löe の Plaque Index（PlI）[1] を改良した mPI[2] などを用いてインプラント周囲のプラーク付着状態をチェックします（表46-1）．

(2) 周囲粘膜の炎症

　Löe & Silness の Gingival Index（GI）[3] を改良した mGI[2] や Bleeding on Probing（BoP）などを用いて，インプラント周囲粘膜組織の発赤，腫脹，疼痛，滲出液，排膿などの炎症兆候の有無をチェックします（表46-1）．

　また，ストッパーやエアー吹き付けなどの器具を用いて，インプラント周囲溝の診査（滲出液 etc）を行います（図46-1a, b）．

表46-1　Mombelli ら[2] による mPI と mGI

スコア	mPI	mGI
0	プラークが認められない	インプラントに隣接した粘膜辺縁に沿ってプロービングした際に出血なし
1	インプラント粘膜辺縁へのプロービング擦過により検知されるわずかなプラーク	孤立した出血点がみられる
2	肉眼的に確認されるプラーク	インプラント辺縁粘膜に沿った線状出血
3	多量の軟性プラーク	著明な出血

〔歯周病患者におけるインプラント治療の指針特定非営利活動法人　日本歯周病学会編　2008 より引用（一部改編）〕

(3) インプラントの動揺

インプラント体の動揺度をチェックします．インプラント体に動揺が認められた場合，骨吸収がインプラント体の先端まで進行している，重度インプラント周囲炎に罹患していることが多いです．

アバットメントや上部構造の緩みによるものとの鑑別が必要です．

(4) Probing pocket depth の測定

天然歯とインプラントの周囲組織の違い，天然歯と異なるインプラント頸部の形態，インプラントシステムによって異なるポケットの深さなどを考慮し，インプラント周囲溝のプロービングを行います．周囲組織を損傷しないように軽圧（0.2～0.3N）でプロービングします．

(5) レントゲン検査

インプラント周囲の骨吸収の評価を行います．骨吸収部位，形態，程度などをチェックします．埋入時および上部構造装着時の正常な状態を撮影をしておくことにより，経時的な比較ができます（図 46-2a，b）．

(6) 咬合状態

インプラントにおける咬合の早期接触，咬合性外傷，顎関節および咀嚼筋群の異常，上部構造咬合面の異常な咬耗，スクリューの緩みや破折，インプラント体の動揺や破折などをいち早く発見し，改善します（図 46-3a，b）．

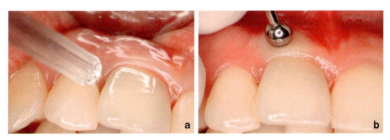

図 46-1a，b　ストッパーを用いたり，エアー吹き付けによるインプラント周囲溝の診査

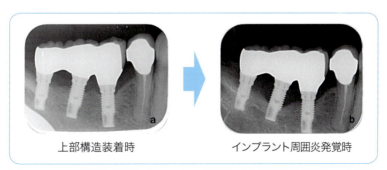

図 46-2a，b　以前に撮影したエックス線写真（上部構造装着時）との比較
真ん中のインプラントに骨吸収像が認められる

Q46 インプラントのメインテナンスは？

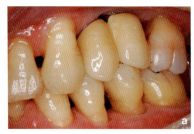
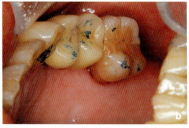

図 46-3a, b　定期診査時に咬合早期接触などのチェックを行う

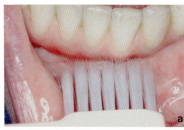
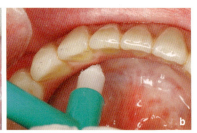
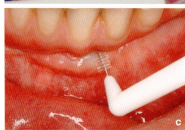

図 46-4a〜c　インプラント患者へのブラッシング指導
a：歯ブラシ
b：タフトブラシ
c：歯間ブラシ

(7) 細菌検査

インプラント周囲炎の原因菌といわれている歯周病関連細菌を，定期的にチェックするのもインプラント周囲炎のモニタリングには有効と考えられます．

2) 患者によるセルフケア

インプラント患者へのブラッシングは，インプラント周囲に付着したプラークを効率的に除去し，石灰化を予防することが目的であります．歯ブラシは，インプラント上部構造のネック部などの狭いスペースにも毛先が届くコンパクトなものが推奨されます．また，利き手が不自由またはブラッシング技術が不得手な方には，音波ブラシ・超音波ブラシなどの使用が有効であると考えられます．

補助的な清掃機具は，患者の口腔内環境やブラッシングスキルに応じて適切なものを選択して使用させます．インプラント間の狭い空隙などにはタフトブラシが有効です．インプラントの歯間空隙部は比較的広い場合が多く，歯間ブラシはインプラント−インプラント間や，天然歯−インプラント間の清掃に有効ですが，インプラント部の損傷を防止するために，ワイヤー部がプラスチックやナイロンでコーティングされ，露出していないものを選択します．また，デンタルフロスは歯間乳頭の形態維持のため，主に審美性の高い前歯部のインプラント頸部などに使用します（図 46-4a〜c）．

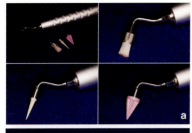
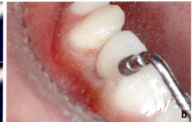
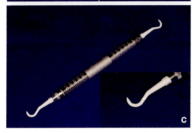

図46-5a～c　インプラント患者へのプロフェッショナルクリーニング
　　　　　　a：サブソニックブラシチップ（ナイロンブラシ，プラスチック，ラバー）
　　　　　　b：サブソニックブラシのインプラント部への応用
　　　　　　c：プラスチックスケーラー（手用）

3）医療従事者によるプロフェッショナルクリーニング

　インプラント表面に付着したプラークや石灰化物は，天然歯と同じであるといわれていますが，その除去に使用する器具は，チタンの損傷・金属腐食を防止するためインプラント専用の物を用います[4]．まず，サブソニックブラシを用いて食物残渣やプラークの除去を行います．次に，石灰化物の機械的な除去ですが，ハンドスケーラーを用いる場合には[5]インプラント表面を傷つけないように，インプラント体より柔らかいまたは同等の硬さのスケーラーを選択します．チタン製手用スケーラーは，異種金属の構成元素付着を防止することができますが，インプラント体と同等の硬さを有しているため，チタン表面の損傷には注意が必要です．プラスチック製手用スケーラーは，通常のスケーラーと比較して石灰化物の除去効果は低く，微小な付着物の残遺が生じやすいため，レーザー等によるその他のインプラント体表面汚染物の除去方法との併用が必要となります．超音波および音波スケーラーを用いる場合には，プラスチックチップを使用して金属製のチップは用いないようにします（図46-5a～c）．

　また，残存歯の齲蝕予防としてフッ化物を使用する場合，チタン表面が酸性・低溶存酸素環境下でフッ素が存在すると腐食を引き起こすとの報告があり，なるべくインプラント体に付着しないようにします[6]．

（東京歯科大学口腔インプラント学講座　伊藤太一）

参考文献
1) Silness J, Löe H : Periodontal disease inpregnancy. Ⅱ. Correlation between oral hygiene and periodontal condition. *Acta. Odontol. Scand*., **22**：121～135, 1964.
2) Mombelli A. et al. : The microbiota associated with successful or failing osseointegrated titanium implants. *Oral Microbiol Immunol*, **2**（4）：145～151, 1987.
3) Löe H : The Gingival Index, the Plaque Index and the retention Index Systems. *J Periodontol*, **38**（6）：610～616, 1967.
4) 和泉雄一，児玉利朗，松井孝道：新 インプラント周囲炎へのアプローチ．永末書店，東京，2010，112～122．
5) 加藤久子：歯科衛生士のためのインプラントメインテナンス．永末書店，東京，2010，48～96．
6) Nakagawa M. et al : Effect of fluoride concentration and pH on corrosion behavior of titanium for dental use. *J Dent Res*, **78**（9）：1568～1572.

Q47 インプラント周囲炎の治療法は？

インプラント周囲組織に生じる炎症性の疾患には，インプラント周囲炎（peri-implantitis）とインプラント周囲粘膜炎（peri-implantmucositis）があり，インプラント周囲組織においてプラークにさらされる時間が長時間に及ぶと，インプラント周囲粘膜炎に罹患し，さらにプラーク蓄積時間が継続すると，インプラントの周囲組織に骨破壊を伴うインプラント周囲炎へと進行していくと考えられています[1]．すなわち，天然歯における歯肉炎から歯周炎へ進行していく過程に非常に類似しており，インプラント周囲炎は，歯周炎との数多くの共通点がある炎症性の疾患といえます[2]．

臨床症状として，インプラント周囲粘膜炎やインプラント周囲炎の初期では自覚症状はあまりなく，中等度から重度にかけて炎症が進行した場合に，周囲組織の出血・腫脹・排膿やインプラントの動揺といったさまざまな臨床症状を呈するようになります．炎症の進行により，エックス線写真上で明らかな支持骨の吸収像が認められた場合にインプラント周囲炎と診断され，インプラント周囲炎とインプラント周囲粘膜炎との鑑別の根拠となります．インプラント周囲粘膜炎のエックス線写真像は，骨吸収像などの変化はほとんど認められません（図47-1a，b）．

エックス線写真におけるインプラント周囲炎の典型的な骨吸収像は，周辺性もしくは皿状の骨欠損形態を呈しているといわれていますが，進行具合によりさまざまな骨破壊像を呈する場合があります（図47-2a，b）．

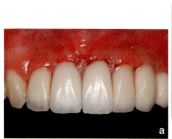
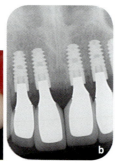

図 47-1a，b　インプラント周囲粘膜炎
　粘膜組織に炎症はみられるが，骨吸収は認められない

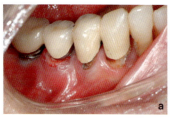
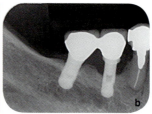

図 47-2a，b　インプラント周囲炎
　腫脹，出血，排膿が認められ，明らかな骨吸収像を呈している

1. CISTを治療指針にする

1）確実な治療法は未だ確立されていないため予防を徹底する

　インプラント周囲炎は，骨結合が得られた機能下のインプラントに過重負担や細菌感染により，インプラント周囲に生じた骨破壊を伴う炎症性病変であることから，臨床所見やエックス線写真の所見に基づいて，適切にインプラント周囲の状態を判断しなければなりません．近年，定期的もしくは適宜行われるインプラント周囲組織の検査によって得られる所見から，必要なインプラント周囲炎の治療方法を選択するプログラムとして累積的防御療法（cumulative interceptive supportive therapy：CIST）が提唱されています[3, 4]（**表47-1**）．

　このプログラムは，臨床所見によって治療方法を積み重ねていく方法であり，インプラント周囲炎治療の指針となっています．しかし，インプラント周囲炎治療の現状として，インプラント周囲の炎症の可及的な除去と，残存しているオッセオインテグレーションを極力維持するまでしか治療に至っていません．炎症により破壊された組織（特に骨組織）を再生させることを最終目的とするならば，現状ではインプラント周囲炎により失った欠損部の完全修復は，難しいといわざるを得ません．インプラント周囲炎を治療するために行った外科処置の効果を評価したレビューのなかで，インプラント周囲炎骨欠損部に骨移植材を使用した再生療法を行ったとしても，再オッセオインテグレーションなどの治癒は起こらず，単に骨欠損部に骨移植材を埋めているだけにすぎないと報告しています[5]．また，インプラント体表面の汚染物を取り残したまま，同部に移植骨を応用しても感染のリスクが高くなるだけと考えられます．現在，市場に出ているインプラント体の表面性状のほとんどはチタンの粗面構造になっており，プラーク等の汚染物質が入り込んだ場合に除去することはたいへん困難です．まずは汚染されてしまったインプラント

表47-1 累積的防御療法（cumulative interceptive supportive therapy：CIST）[1, 2]

プラークの付着	BOP	排膿	ポケット深さ	エックス線学的骨吸収（mm）	インプラントの動揺	CISTプログラムによる治療
−	−	−	≦3	−	−	治療不要
＋	＋	−	≦3	−	−	A
＋	＋	＋ or −	4〜5	−	−	A+B
＋	＋	＋ or −	≧6	≦2	−	A+B+C
＋	＋	＋ or −	≧6	≧3	−	A+B+C+D
＋	＋	＋ or −	≧6	≧3	＋	E

A　機械的なクリーニングと患者の口腔衛生環境の改善，プラスチック製スケーラー等による歯石除去，ラバーカップ・ポリッシングペーストによる研磨，口腔衛生指導
B　消毒薬による治療
C　全身的，局所的な抗菌薬による治療
D　インプラント周囲組織に対する切除，再生治療
E　インプラント除去

Q47 インプラント周囲炎の治療法は？

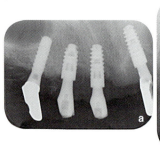
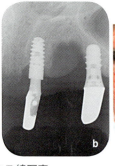
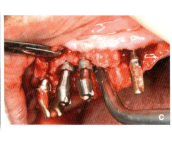

図47-3a～c　治療前エックス線写真
粘膜弁を開くとインプラント周囲に骨吸収が認められる

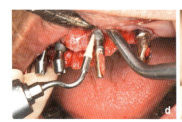
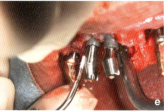
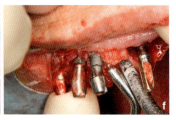

図47-3d～f　超音波チップ（プラスチック），Er-YAGレーザー，β-TCPアブレーションなどを用いて，インプラント体表面の汚染物質を除去する

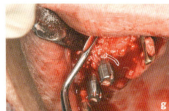
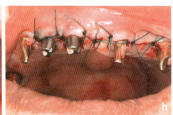

図47-3g, h　骨移植を行ったあとに緊密に粘膜弁を縫合した

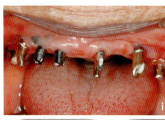
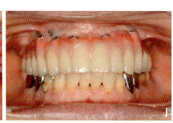

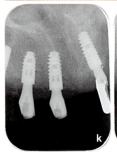
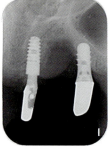

図47-3i～l　術後1年の口腔内写真とエックス線写真
インプラント周囲組織に炎症は認められない．移植された骨も安定していた

超音波スケーラー
（プラスチックチップ）

ハンドスケーラー
（プラスチックorチタン）

レーザー照射
（Er-YAG　レーザー）

Air abrasion
（β-TCP顆粒）

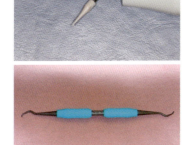

大きい汚染石灰化物の除去に用いる

インプラント体表面（粗面）の汚染物質の除去に有効

図47-4 インプラント体表面の汚染物除去法
　現時点において，インプラント周囲炎に罹患したインプラント体表面の汚染物除去に有効な方法．粘膜骨膜弁を剥離した外科処置と併用して行う．
　これら物理的な方法以外には，科学的な方法として Photo Dynamic Therapy などがある

体表面への処理方法を確立すべきと考えられます（図47-3a〜l，図47-4）．
　現時点では，インプラント治療前の歯周病処置の徹底やメインテナンスを中心とした処置を行い，炎症がインプラント周囲骨に波及する（インプラント周囲炎になる）前に食い止める．すなわち，インプラント周囲炎の予防に力を注いだほうが得策ではないかと思われます．

（東京歯科大学口腔インプラント学講座　伊藤太一）

参考文献
1) Albrektsson T, Isidor F：Consensus report：Implant therapy. In：Lang NP, Karring T, eds：Proceedings of the 1st European Workshop on Periodontlogy. Quintessence, Berlin, 1994, 365〜369.
2) Lang NP, et al：Biological complications with dental implants：their prevention, diagnosis and treatment. *Clin Oral Implants Res*, **11**（Suppl.1）：146〜155, 2000.
3) Mombelli A, Lang NP.：The diagnosis and treatment of peri-implantitis. *Periodontol 2000*, **17**：63〜76, 1998.
4) 日本歯周病学会 編：歯周病患者におけるインプラント治療の指針2008. 医歯薬出版，東京，2009, 36.
5) Claffey N, et al：Surgical treatment of peri-implantitis. *J Clin Periodontol*, **35**（8）：316〜332, 2008.

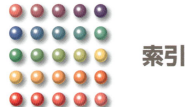

索引

【あ】

アタッチメントレベル ▶ 32
アタッチメントロス ▶ 12
アフターファイブ ▶ 117
異種骨 ▶ 88
遺伝的因子 ▶ 20
インスリン ▶ 24, 26
インスリン抵抗性 ▶ 24, 27
インプラント ▶ 132
インプラント周囲炎 ▶ 128, 136
インプラント周囲組織 ▶ 136
インプラント周囲粘膜炎 ▶ 136
インプラント周囲粘膜組織 ▶ 132
インプラント治療 ▶ 128
ウィドマン改良フラップ手術 ▶ 71
ウォーキングテクニック ▶ 34
液状化検体細胞診 ▶ 52
壊死性潰瘍性歯肉炎 ▶ 48
エッセンシャルオイルズ ▶ 97
エナメルマトリックスタンパク質 ▶ 84
エナメルマトリックスデリバティブ（EMD）▶ 74, 84
エバチップ ▶ 118
エムドゲインゲル ▶ 84
エルビウム・ヤグ（Er：YAG）レーザー ▶ 102
炎症性サイトカイン ▶ 9, 12, 15
炎症性サイトカイン（IL-1, Il-6, TNF-α）▶ 12
炎症性媒介物質 ▶ 10
炎症反応 ▶ 10
オクルーザルスプリント ▶ 65
音波歯ブラシ ▶ 108

【か】

外傷性咬合 ▶ 66
下肢の壊疽による糖尿病性足病変 ▶ 26
化膿性炎 ▶ 11
環境因子 ▶ 20, 21
感染性心内膜炎 ▶ 39
含嗽剤（洗口液）▶ 97
危険因子 ▶ 20
喫煙 ▶ 21, 30, 39, 44, 66, 79
吸収性膜 ▶ 78
急性化膿性根尖性歯周炎 ▶ 47
急性歯周膿瘍 ▶ 46, 94
狭心症 ▶ 28
局所薬物配送システム ▶ 94
局所薬物配送システム（LDDS）▶ 48
虚血性心血管疾患 ▶ 28
禁煙支援 ▶ 31

クリティカルプロービングデプス ▶ 68
グルコン酸クロルヘキシジン（クロルヘキシジン）▶ 97
経口抗菌療法 ▶ 96
形質細胞 ▶ 9
外科的治療 ▶ 68
血管の拡張 ▶ 10
血管の透過性亢進 ▶ 10
結合組織性付着 ▶ 8
血清抗体価 ▶ 51
血糖値 ▶ 26
ケトアシドーシス性昏睡 ▶ 26
減張切開 ▶ 82
研磨ペースト ▶ 118
抗炎症薬 ▶ 122
抗炎症薬（非ステロイド性抗炎症薬 NSAIDs, non-steroidal anti-inflammatory drugs）▶ 123
抗凝固剤投与患者 ▶ 127
抗菌薬 ▶ 51, 94
抗菌療法 ▶ 23, 50, 94
口腔機能回復治療 ▶ 54
口腔粘膜細胞診 ▶ 52
高血圧患者 ▶ 126
高血糖性高浸透圧性 ▶ 26
抗原提示 ▶ 9
膠原病 ▶ 122
咬合性外傷 ▶ 21
咬合調整 ▶ 56
合成ステロイド ▶ 122
酵素活性測定法 ▶ 50
抗体価検査 ▶ 51
好中球 ▶ 11
誤嚥性肺炎 ▶ 25, 28
骨芽細胞 ▶ 9
骨吸収年齢比 ▶ 114
骨細胞 ▶ 9
骨粗鬆症 ▶ 28, 120
固有歯槽骨 ▶ 9
コラゲナーゼ ▶ 12
コンプライアンス ▶ 44, 79
根分岐部病変 ▶ 44
根面齲蝕 ▶ 90
根面齲蝕の臨床的な分類 ▶ 90
根面処理 ▶ 86

【さ】

細菌凝集 ▶ 16
細菌検査 ▶ 50, 134
細菌性因子 ▶ 20

再評価検査	▶ 54	生理的動揺	▶ 62
細胞診	▶ 52	切除療法	▶ 70, 71
サポーティブ ペリオドンタル セラピー（SPT）	▶ 54	セメント・エナメル境	▶ 15
サポーティブペリオドンタルセラピー（SPT）	▶ 112	セルフケア	▶ 58, 104
暫間固定	▶ 57	専門的機械的歯面清掃	▶ 117
シェーグレン症候群	▶ 122	早産や低体重児出産	▶ 28
自家骨	▶ 88	増殖性炎	▶ 11
歯科用コーンビーム CT（CBCT）	▶ 43	組織診（生検）	▶ 52
歯科用レーザー	▶ 102	組織付着療法	▶ 70
自己抗体	▶ 122		
自己免疫疾患	▶ 122	【 た 】	
歯根破折	▶ 48, 66	第 6 の慢性合併症	▶ 26
歯根膜	▶ 8, 9	退縮エナメル上皮	▶ 8
支持歯槽骨	▶ 9	他家骨（同種骨）	▶ 88
歯周炎	▶ 10, 12, 14	タバコ	▶ 30
歯周基本治療	▶ 54, 56	地域連携	▶ 52
歯周形成手術	▶ 70	治癒	▶ 112
歯周形成手術（歯肉歯槽粘膜形成術）	▶ 73	超音波歯ブラシ	▶ 108
歯周外科手術	▶ 70	治療計画	▶ 54
歯周外科処置	▶ 68	デジタルパノラマエックス線写真	▶ 43
歯周外科治療	▶ 54	デンタルエックス線写真	▶ 42
歯周組織	▶ 8	デンタルプラーク（バイオフィルム）	▶ 12, 14, 16
歯周組織再生療法	▶ 31, 70, 73, 74	電動歯ブラシ	▶ 108
歯周病	▶ 16, 128	動機づけ	▶ 58, 116
歯周病関連細菌	▶ 18	糖尿病	▶ 21, 26, 28, 44, 66
歯周病原細菌検査	▶ 50	糖尿病患者	▶ 126
歯周プローブ	▶ 32	糖尿病性昏睡	▶ 26
歯性病巣感染	▶ 28	糖尿病性神経障害	▶ 26
指尖血検査法	▶ 51	糖尿病性腎症	▶ 26
歯槽骨吸収	▶ 12	糖尿病性網膜症	▶ 26
歯槽歯肉線維	▶ 8	動脈硬化	▶ 24
歯内-歯周疾患	▶ 66	動揺	▶ 44
歯肉炎	▶ 10, 14, 15	塗抹標本	▶ 52
歯肉切除術	▶ 72		
歯肉退縮	▶ 90	【 な 】	
歯肉弁根尖側移動術	▶ 73	難治性歯周炎患者	▶ 96
シャーピー線維	▶ 9	肉芽組織	▶ 11
宿主因子（生体応答因子）	▶ 20	ニコチン置換療法	▶ 31
腫瘍壊死因子	▶ 98	認識	▶ 9
掌蹠膿疱症	▶ 28	妊娠性エプーリス	▶ 28
上皮性付着	▶ 8	脳血管疾患	▶ 28
初期付着細菌	▶ 16	脳梗塞	▶ 28
心筋梗塞	▶ 28	脳出血	▶ 28
人工骨移植	▶ 88		
心疾患患者	▶ 126	【 は 】	
侵襲性歯周炎	▶ 22, 44, 96	歯-歯肉線維	▶ 8
滲出性炎	▶ 11, 12	バージャー病	▶ 28
診療情報提供書	▶ 124	バイオフィルム	▶ 14, 94
スケーリング・ルートプレーニング	▶ 56, 60	ハイドロキシアパタイト（HA）	▶ 88
スティップリング	▶ 9	破骨細胞	▶ 9
ステロイド（副腎皮質ステロイド）	▶ 122	抜歯の判断基準	▶ 45
ストレス	▶ 21	バナペリオ	▶ 50
スペースメーキング	▶ 80, 81, 88	歯の動揺	▶ 62
生活習慣病	▶ 28	パノラマエックス線写真	▶ 42
精神疾患治療薬投与患者	▶ 127	非外科処置	▶ 68

非外科的治療 ▶ 68
ビスホスホネート ▶ 120
ビスホスホネート（BP） ▶ 120
ビスホスホネート関連顎骨壊死 ▶ 120
病状安定 ▶ 112
副腎皮質ステロイド ▶ 122
付着上皮 ▶ 12, 15
フッ化物 ▶ 91
プラーク ▶ 14
プラークリテンションファクター ▶ 21
ブラッシング ▶ 56
フラップキュレッタージ ▶ 71
フラップ手術 ▶ 72
不良肉芽 ▶ 11
プロービング ▶ 32
プロービング時の出血 ▶ 36
プロービングポケットデプス ▶ 32
プロビジョナルレストレーション ▶ 57
プロフィハンドピース ▶ 118
プロフェッショナルケア ▶ 93
ヘミデスモゾーム ▶ 8
ペリオチェック ▶ 50
ペリオドンタルメディスン ▶ 28
ヘルパーT細胞（Th2） ▶ 9
変質性炎 ▶ 10
偏性嫌気性細菌 ▶ 18
ホームケア ▶ 58, 104
ポケットプローブ ▶ 32
保護膜 ▶ 78

【 ま 】
マッサージ効果 ▶ 111
マトリックスメタロプロテイナーゼ（MMP） ▶ 12
ミニファイブ ▶ 117
メインテナンス ▶ 54, 104, 112, 132
メタボリックシンドローム ▶ 28
免疫抑制薬 ▶ 122, 123
免疫抑制薬投与患者 ▶ 127
モチベーション ▶ 58

【 や 】
薬物療法 ▶ 94
ヤングプロフィーカップ ▶ 118
ヤングプロフィーブラシ ▶ 118
予後 ▶ 44

【 り 】
リコール間隔 ▶ 115
リスク評価 ▶ 114
リスクファクター ▶ 20, 30, 128
リステリン ▶ 97
リン酸三カルシウム（TCP）：β-TCP ▶ 88
累積的防御療法（cumulative interceptive supportive therapy：CIST） ▶ 137
レッドコンプレックス ▶ 18

【 数字 】
1型糖尿病 ▶ 26
2型糖尿病 ▶ 24, 27

【 A 】
Actinobacillus actinomycetemcomitans（A.a） ▶ 22

【 B 】
bisphosphonate related osteonecrosis of the jaw, BRONJ ▶ 120
BOP（bleeding on probing） ▶ 36
B細胞 ▶ 9

【 E 】
Early Colonizers ▶ 16

【 G 】
GLUT4 ▶ 24
GTR法 ▶ 74, 78

【 J 】
Jankelsonの分類 ▶ 57

【 L 】
Late Colonizers ▶ 16
LDDS ▶ 94

【 M 】
Millerの歯の動揺の判定基準 ▶ 63

【 P 】
Papanicolaou染色 ▶ 52
PGE_2 ▶ 10, 12
PMTC ▶ 117
Porphynomonas gingivalis（P.g） ▶ 22
Porphyromonas gingivalis ▶ 18
PT-INR ▶ 101

【 R 】
RANKL ▶ 12

【 S 】
SPTの頻度 ▶ 114

【 T 】
Tannerella forsythia ▶ 18
TNF-α ▶ 9, 24, 28, 98
Treponema denticola ▶ 18

【監修者略歴】

渋川義宏（しぶかわよしひろ）

- 1992年　東京歯科大学卒業
- 1996年　東京歯科大学大学院歯学研究科（歯科保存学専攻）修了
- 2002年　東京歯科大学歯科保存学第二講座（歯周病学）講師
- 2003年　同助教授
- 2004年　トーマスジェファーソン大学医学部整形外科学講座客員研究員
- 2007年　東京歯科大学歯周病学講座准教授
- 2011年　同大学口腔健康臨床科学講座准教授
- 2013年　同大学退職
- 同　年　医療法人社団友歯会しぶかわ歯科医院副院長，東京歯科大学口腔健康臨床科学講座非常勤講師
- 2014年　東京歯科大学臨床教授に就任
- 2015年　しぶかわ歯科医院院長として現在に至る

永山元彦（ながやまもとひこ）

- 1993年　朝日大学歯学部卒業
- 1997年　朝日大学大学院歯学研究科（口腔病理学専攻）修了
- 2002年　朝日大学歯学部口腔病態医療学講座口腔病理学講師
- 2006年　トーマスジェファーソン大学医学部整形外科学講座客員研究員
- 2008年　朝日大学歯学部口腔病態医療学講座口腔病理学分野准教授
- 2013年　同教授に就任し現在に至る

歯周治療の疑問に答えます Q&A 47
歯周組織の仕組みと働きから最新の治療法まで　　ISBN978-4-263-44449-8

2015年8月20日　第1版第1刷発行

監修者　渋川　義　宏
　　　　永　山　元　彦
発行者　大　畑　秀　穂
発行所　医歯薬出版株式会社

〒113-8612　東京都文京区本駒込1-7-10
TEL.（03）5395-7638（編集）・7630（販売）
FAX.（03）5395-7639（編集）・7633（販売）
http://www.ishiyaku.co.jp/
郵便振替番号 00190-5-13816

乱丁，落丁の際はお取り替えいたします　　印刷・木元省美堂／製本・愛千製本所
© Ishiyaku Publishers, Inc., 2015. Printed in Japan

本書の複製権・翻訳権・翻案権・上映権・譲渡権・貸与権・公衆送信権（送信可能化権を含む）・口述権は，医歯薬出版(株)が保有します．
本書を無断で複製する行為（コピー，スキャン，デジタルデータ化など）は，「私的使用のための複製」などの著作権法上の限られた例外を除き禁じられています．また私的使用に該当する場合であっても，請負業者等の第三者に依頼し上記の行為を行うことは違法となります．

JCOPY <(社)出版者著作権管理機構 委託出版物>
本書をコピーやスキャン等により複製される場合は，そのつど事前に(社)出版者著作権管理機構（電話 03-3513-6969，FAX 03-3513-6979, e-mail：info@jcopy.or.jp）の許諾を得てください．